訪問看護師は"所長"で育つ！

角田直枝 著

日本看護協会出版会

はじめに

　訪問看護ステーションの所長にとって、事業所の運営や管理での悩みは尽きないことと思います。どうすれば黒字経営になるのか、そのために訪問件数や訪問単価をどうやって増やしていけばよいのか、あるいは業務改善や目標管理といった、組織としての取り組みにとらわれがちです。しかし、その根本の目的がよりよい看護の提供であることを忘れてはなりません。

　そこで、筆者は、スタッフを育てることを重視して病院で管理を行っています。なぜなら、よりよい看護は一人ひとりのスタッフから創り出されるからです。実際に、スタッフを大切にすることで組織は変わりました。筆者の病院ではここ5年間で比べると、看護師が150人増え、離職率は1/2程度まで減少し、認定看護師等は5倍以上になりました。さらには、訪問看護に同行したい看護師長や訪問看護に出向する看護師も増えました。

　さて、地域包括ケアシステムを整え、住民が自分の望む場所で暮らし続けるには、訪問看護はなくてはならないサービスです。住民の安心のために質の高い訪問看護を提供し続けるには、訪問看護師をたくさん育てなければなりません。筆者はこれからの訪問看護ステーションの管理において、人材育成の重視を改めて提案します。

　所長は看護の楽しさややりがいを人一倍感じ、それをスタッフに伝えたいと思うのではないでしょうか。しかし、筆者が実際に出会った所長たちは必ずしもそうではないようです。心配ごとを抱えていたり、気分が落ち込んでいたり……。そんな所長には、ぜひこの本で、看護管理者として人を育てる醍醐味を学んでほしいのです。イラストを見るだけでも、きっと元気が出てきます。そして、本書に示したスタッフ育成のコツを、ひとつだけでもよいので活用してみてください。

　所長がスタッフを大切に思ってかかわれば、きっとよい訪問看護師に育つはずです。そうすれば事業所も周囲から評価され、そこから経営の改善につながります。スタッフを大切に思って育てる看護管理。まずはページをめくってみてください。

2016年10月

　　　　　　　　　　　　　　　　　　　　　　　　　　　　　　　角田直枝

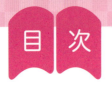

はじめに ……………… iii

序章　筆者がかかわってきた訪問看護、そして今、病院看護局長として …… 1

1　これまでの訪問看護へのかかわりと変わりつつある看護の機能 …… 2
1. 訪問看護の実践や教育へのかかわりを通して　2
2. 急性期病院で変わりつつある看護　5

2　訪問看護による看護本来の役割発揮と人材育成に向けて …… 8
1. 看護本来の役割発揮ができる訪問看護　8
2. 頑張れ、所長！──人材を育成し、住民に看護を届けるために　10

第1章　所長が育てばスタッフも育つ！ …… 15

1　訪問看護ステーションにはどんな特徴があるのだろう …… 16
1. スタッフ数が少ない　16
2. 職種が少ない　17
3. 独立採算である　18
4. 地域との連携が難しい　18
5. 地域包括ケアシステムの推進による変化　19

2　つらいけど、所長はさすがです …… 21
1. 大規模化（機能強化型）で頑張っている所長　21
2. 多機能化（看多機）に取り組んでいる所長　22
3. 地道な活動で行政や政治家を動かした所長　22

3　これからも所長が頼りです …… 25
1. 3人の所長は特別なの？　25
2. 管理者のモデルはいますか？　25
3. どこの世界もトップで決まる！　26
4. 育つ、育てる、育ててもらう　27

4　所長に求められる力量を育てるには …… 28
1. リーダーシップとヘッドシップ　29
2. コミュニケーション力　29
3. セルフコントロール力　31
4. マネジメント力　32

第2章 こういう所長がスタッフを育てる！ ………… 35

1 よい所長はどんなステーション運営を行っている？ ………… 36
1. 事業所が明るくスタッフが定着していく　36
2. 困難事例や前例のない事例もすぐに受け入れている　37
3. 地域の介護事業所等から相談が多く寄せられる　38
4. 診療所・病院からの依頼が多い　39
5. 収益を上げるだけでなく還元しながら成長している　40

2 看護師を育てるのはやっぱり看護師！ ………… 42
1. よい上司・よい所長とは　42
2. 所長である前にまずよい看護師であること　44
3. よい看護を評価するのは？　45
4. よい看護の結果はどうなる？　46
5. よい看護には何が必要？　48

3 新卒だって大丈夫！ ステーションで訪問看護師を育てよう！ ………… 50
1. 訪問看護ステーションの人材育成機能を考える　50
2. 新卒訪問看護師育成の実際を見てみよう　51
3. これからの訪問看護師育成には何が必要か　52
4. 訪問看護師育成に関する今後の具体策について　53

第3章 よい所長はこう育てる！ ―事例で学ぶ 人材育成のコツ ………… 55

- その1　「おはよう」の 挨拶まずは 所長から ………… 56
- その2　スタッフを ほめて育てる「ありがとう」………… 58
- その3　スタッフと 共に考え よい看護 ………… 60
- その4　スタッフに 学んでほしい 背中かな ………… 62
- その5　叱るとき しっかり叱る 親心 ………… 64
- その6　成長の 新芽を見守る おおらかさ ………… 67
- その7　感情の 出し入れ教える 大切さ ………… 70
- その8　良好な 関係築き 連携を ………… 72
- その9　経営の 良し悪し決める ケアの質 ………… 74
- その10　なぜだろう 所長はいつも 楽しそう ………… 77

第4章 こんな所長になってはいけない！ —事例で学ぶ よい所長への道 …… 79

- その1 「あとにして 忙しいの」と 拒否された …… 80
- その2 スタッフと 備品はどちらが 大事なの …… 85
- その3 また出たぞ 何かといえば 人のせい …… 89
- その4 口ぐせは「わからないのよ みんなには」 …… 93
- その5 「また休み？ 今度はどこに 行くつもり？」 …… 97
- その6 「今いません」電話切られて 残業に …… 102
- その7 「訪問の 予定を変えて おいたから」 …… 107
- その8 あれこれと 追い討ちかける 月の末 …… 111
- その9 「そうだわね」「それもそうだわ」どうするの？ …… 115
- その10 あの人は 所長も言えない 陰のボス …… 121

第5章 まず自分を知るところからはじめよう！ …… 127

1 なぜ評価が必要なのか …… 128
1. よい所長の条件とは　*128*
2. 誰でも最初は失敗する　*129*
3. 評価こそ人を成長させる　*131*
4. 自己評価は成長へのスイッチ　*133*
5. スタッフからの評価が栄養源　*133*

2 大切なのは「評価する習慣」 …… 135
1. 「評価表」の活用にあたって　*135*
2. 評価を行う期間は？　*135*
3. 成長に必要なのは「評価する習慣」　*136*

3 まずは自分自身を評価してみよう …… 139
1. 自己評価表への記入　*139*
2. 自己評価表の集計　*139*
3. 自己評価表の分析　*142*
4. 他者評価表の協力依頼　*144*

4 評価のあとが実は大切 …… 146
1. 判定はどうかな？　*146*
2. 目標を決める　*147*
3. 具体的な行動計画　*147*
4. 1カ月後、そして次の評価日へ　*148*

あとがき …… 152

序章
筆者がかかわってきた訪問看護、そして今、病院看護局長として

1 これまでの訪問看護へのかかわりと
　変わりつつある看護の機能

2 訪問看護による看護本来の役割発揮と
　人材育成に向けて

1 これまでの訪問看護への かかわりと変わりつつある 看護の機能

1. 訪問看護の実践や教育へのかかわりを通して

(1) 5年間の実践経験ですが……

　筆者は看護短期大学を卒業後、病院に勤務し、外科の混合病棟に配属されました。その当時は、まだ訪問看護制度も介護保険制度もなかったので、将来にわたって病院の中で勤務するイメージしかもっていませんでした。しかし、5年目あたりからでしょうか、当時は院内に訪問看護室があり、そこに所属する看護師が病棟に来て、患者さんと退院後の生活のことなど、とても率直な感じでやりとりをしている様子を聞く機会が多くなり、訪問看護に関心をもち始めました。その頃から継続看護の相談などで，筆者からも訪問看護室に立ち寄ることが増えていきました。

　その後、徐々にがん患者の訪問看護をしたいという気持ちが膨らんでいき、がん看護専門看護師の資格取得のため、まず大学に編入学、大学院進学を経て、修士課程修了後に、念願の訪問看護師として新たなスタートを切りました。すでに訪問看護室も訪問看護ステーション（以下、ステーション）に名称が変わり、そこの配属となったのです。

　1998（平成10）年、まさに介護保険創設前夜と呼ばれるような時期に、筆者は訪問看護師になったのです。巷では介護保険に関する情報が飛び交い、ステーションは利用者がどんどん増加し、収支も黒字化する勢いをみせ、法人内でも2つ目のステーションをつくる話が出始めました。そのような動きの中で、筆者と同僚は新規依頼に対応しつつ、ケアマネジャーの資格を取得すべく準備を始めていました。

　勤務先のステーションから20 km程度離れた地域に、利用者が多い地区がありました。訪問の効率性やさらにその周辺の利用者を見込んで、法人はその地区に2つ目のステーション開設を決定し、1999（平成11）年、筆者は所長として同僚2人とと

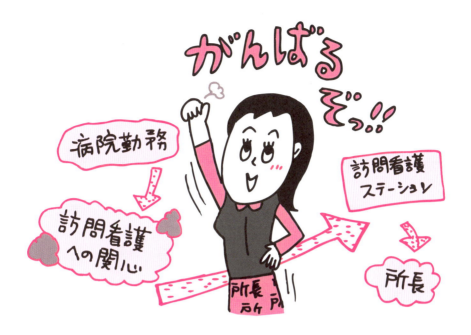

もに、すでに訪問していた利用者20人から新規ステーションの船出をしたのでした。

　幸い筆者も含めて3人の看護師は皆ケアマネジャーの資格を取得済でした。そして、ものすごい速さで利用者が増え、5カ月目には2倍の40人になりました。ここからは、利用者が右肩上がりに増えていき、それに合わせて職員も増加・定着していくという好循環が続きました。

　また居宅介護支援事業所も併設したため、一気に地域のさまざまな事業所ともつながりをもてました。もちろん行政とも、介護保険関係の会議のメンバーとして、また生活保護や障がい者の担当者とのやりとりなどを通して、つながりを深めていきました。そして、開設3年目には利用者が80人を超えるようになり、筆者は"所長"という仕事の楽しさ、やりがいをひしひしと感じていました。

　ところがその矢先、法人の上司から、次年度から病院勤務に変わるように指示が来たのです。筆者はこのまま法人所属を続けるか迷い、訪問看護を続けるために法人を離れることも考えましたが、むしろ病院勤務に戻って、逆に病院からもっと訪問看護の利用を促進するような活動ができるのではないかと思い、病棟師長として病院に戻ることにしました。

　たった5年間の訪問看護実践経験。筆者よりずっと、ずっと長く訪問看護に携

わっている看護職はたくさんいらっしゃるでしょう。しかし、この5年間は、当時まだ少なかった、がん末期、難病、小児、精神、独居など、今と比べても決して遅れをとらないような、幅広い利用者の訪問看護を経験しました。この5年間で学んだことは計り知れません。

(2) 全国のステーションの"所長"から学んできたこと

　病院に3年勤務したところで、やはりまた訪問看護に携わりたいと、今度は訪問看護認定看護師の教育にかかわる傍ら、全国の訪問看護師育成のさまざまな研修会に講師として伺う機会をいただきました。その間、訪問看護を直接実施することはなかったものの、訪問看護をより拡充するために全国を歩き、それはそれはたくさんの素敵な"所長"に出会うことができました。

　訪問看護認定看護師として、北海道から沖縄まで、5年間で100人以上の訪問看護師が資格を取り、訪問看護の現場に戻っていきました。この中には、"所長"の立場で受講する人がかなり含まれていました。一方、認定看護師の講義の合間にも、各地で行われる訪問看護に関する研修に携わり、ここでもいろいろな"所長"に出会うことができました。

　2005(平成17)年頃のことになりますが、まだまだステーションの方向性が曖昧で、たとえば医療保険と介護保険の比率などの議論にもさまざまな立場の意見が出ていました。また、ステーションも小規模のままでいいのか、大規模化に向かうのか、その選択は"所長"も訪問看護支援団体等もなかなか意見を一本化できないでいました。

　筆者は、広く全国の"所長"たちに出会って、たくさんのことを学びました。訪問看護制度が始まった当初から地域に根づいた活動を行い、すでに地域の多職種から信頼を得ている方も数多くいました。また、新しいサービス提供の形を模索し、療養通所介護の基礎となる活動をしている意欲的な"所長"にも出会いました。2005年あたりでは、看護師が開設するステーションはまだまだ少なかったのですが、それでも事業を軌道に乗せ始めた先駆的な方もいました。

　地域によっても、設置主体によっても、"所長"の仕事ぶりは違っていました。当時、ステーションの設置主体で最も多いのは医療法人でしたから、法人内に病院をもっていて、"所長"は病院とのやりとりでさまざまな工夫をしていました。また、医師会立のステーションの"所長"は診療所の医師たちと密接なかかわりの中で、地域の医師から支持されており、看護協会立のステーションでは職能団体として、研修の受け入れや地域のイベント参加などの活動を熱心に牽引していました。

ただし、"所長"たちは実績を上げながらも、スタッフや上司との人間関係で悩み、経営面での困難さなどに迷ってもいました。当時のある調査では、収支で黒字となっているステーションは、全体の約3割しかないという時代でしたから、経営・運営面で困難さを感じている"所長"は多かったと思います。しかし、その中でも職員が定着し、訪問看護にやりがいをもつスタッフに育て、地域の関係者も巻き込んでいく動きをする"所長"はいました。こうした"所長"は、やがて地域医療や住民の価値観を変えていきます。筆者は自分自身の体験との共通点も感じ、このような"所長"がもっと増える必要があるのではないかと考えました。こうした考えから、前著『訪問看護は"所長"で決まる！』が生まれたのは2008（平成20）年のことでした。なお、本書第2章で上記に挙げたような地域を動かしていく"所長"を紹介しています。

2. 急性期病院で変わりつつある看護

（1）機能分化が進む病院

　さて時代は進み、2010（平成22）年を過ぎると、少子高齢化の深刻さがより明確になってきました。そして2025（平成37）年以降の医療介護のあり方が問われるようになり、病院の機能分化の推進等が示されました。これまでは急性期医療を担う病院が多く、高齢者や慢性疾患患者にとって必ずしも適切ではないとされ、地域包括ケア病棟や回復期リハビリテーション病棟の必要性が取り上げられるようになりました。

　そして、2014（平成26）年に成立した「医療介護総合確保推進法」では、医療・介護のニーズを把握し、必要なサービスを算出すること、それに応じて、特に病院の機能分化・連携を進めるよう求めています。これが地域医療構想です。そして診療報酬・介護報酬の改定により、これらの変化が促進されることになりました。たとえば、患者の看護のニーズを表す「看護必要度」（正式には「重症度、医療・看護必要度」）の基準は、2016（平成28）年度の改定でかなり厳しい水準に引き上げられ、その結果、7対1入院基本料を算定していた病院が、10対1入院基本料への変更を余儀なくされたり、一部の病棟を地域包括ケア病棟に転換する動きが多くなりました。

（2）急性期病院の看護が変わってきた

　病院の機能分化が進むと、入院生活も変化します。これまでは入院が必要な状態になると、その病院だけで治療や退院準備が完結していたことが、発症から退院まで、複数の病院にわたることが当たり前になります。これは、地域連携パスに示さ

れる流れであり、高度急性期病院から回復期リハビリテーション病院などと、複数の病院を経て退院の準備が進められます。

このような変化が起きると、急性期病院で行われる看護にも影響が出てきます。急性期病院は新卒看護師が多く就職しますから、看護師としての最初の実践を行う場、言い換えれば、看護師としての基礎を形成する場といえるでしょう。にもかかわらず、急性期病院で行われる看護にはある種の偏りが生じるようになりました。それは、診療の補助を重視し、特に医療安全が高く求められる傾向です。前述した地域連携パスで具体例を示すと、次のような流れになります。

脳卒中患者が高度急性期病院の救急外来に搬送され、ICUやHCUなどの急性期病棟で数日間治療します。そして病状が安定し始めると一般病棟に移動します。さらに、10日ほどすれば、回復期リハビリテーション病院に転院していきます。こうなると、急性期病院での退院目標が、元の生活に戻ることではなく、次の病院への転院にすり替わってしまいます。

急性期病院は、患者の生命に直結する医療を行います。その治療目標を達成するために、看護は診療の補助を重視せざるを得ません。当然ながら、患者や家族は安全な医療を急性期病院に求めるでしょう。その結果、たとえば転倒・転落を生じないよう、患者の移動動作について非常に慎重に考えます。また、結核、インフルエンザ、ノロウイルス、多剤耐性菌などの感染症の危険が常につきまといます。なお、バイタルサインの測定では、モニター機器を装着する場合が増えています。それにより、これまで当然のように行っていた、橈骨動脈を触診する脈拍測定を行う機会が少なくなっているのです。このように、基本といえる看護技術を臨床において経験しにくくなっています。

さらに別の視点からみると、急性期病院の多職種連携が進んだことによる影響もあります。療養上の世話を看護補助者が行ったり、退院の相談を病棟看護師ではなく退院調整看護師が行ったり、嚥下や排泄などを専門のケアチームとして横断的活動を行う認定看護師が実施するように変わってきました。

このような変化は、病棟の看護師にとって、患者の全体像や退院後の生活を把握する力が育ちにくい環境になったともいえます。

(3) 病院の師長・部長も変わってきた

病棟の看護を取り巻く状況がこのように変わってくることによって、看護師長や看護部長が看護管理で重視するものも変わってきたように感じます。かつては、一人の患者の入院から自宅退院までの支援を、病棟の看護師が考え実施できるように

することが求められましたが、機能分化の推進によって、院内の多職種を活用したり、依頼したりと、より多様な看護管理が求められる流れになっています。また、以前よりも看護管理に数値を用いることが多くなりました。実際に、看護必要度、平均在院日数、稼働率などがそれです。

　近年、病院の看護管理者の関心は、看護を他者に委ね、数値を追っていくことが重視されているように、筆者には感じられます。また、看護師の育成においても、離職率、専門・認定看護師の人数、クリニカルラダーの達成率などの数値を重んじるようになっています。これらを数値で把握することが一概に悪いというのではありません。しかし、看護管理者がスタッフとともに看護を考え、時に実践してみせる教育が、少しずつ失われているようにも感じます。

　このような変化が進むと、病院が看護師を育てる機能を失ってしまうのではないかという不安さえ感じます。基礎教育を修了したばかりの将来を担う看護師を、どこでどのように育てたらよいのか、改めて考えなければならない時代になったと危惧しています。

2 訪問看護による看護本来の役割発揮と人材育成に向けて

1. 看護本来の役割発揮ができる訪問看護

(1) 暮らしの場だからこそ求められる診療の補助

　病院同士の機能分化と病院の専門職の機能分化。これらにより、患者の生活全体をみて行う看護と、看護管理者が自らの実践を示す教育が、前述のように急性期病院では難しくなってきている中、医療の場は急速に在宅へと移行しています。筆者の勤務する病院でも、90歳以上で手術をするケースも多く、入院患者の半数以上が65歳以上の高齢者です。

　一方、暮らしの場では地域包括ケアシステムの構築が急がれています。その中で、医療の提供については医師・看護師の不足が指摘され、地域医療構想の検討会議等では、訪問診療・訪問看護の提供量の不足が数値として示されましたが、その不足を補う方策がなかなか進まないのです。その間にも日々、急性期病院では高齢者等への診療が行われ、暮らしの場でそれを継続するように指示・指導されています。

　たとえば外来通院をしているのであれば、たいていは薬物治療をしており、薬を定期的に内服しなければなりません。また頓用薬があれば、服用の是非を自分たちで判断しなければなりませんが、高齢者では薬袋やシートの取り扱いにも不自由さが出て、たった1つの薬を飲むことすら簡単ではありません。そればかりか、ドレーン・チューブ類の留置、人工呼吸器・吸引器・腹膜透析といった医療機器の使用など、暮らしの場での医療が続々と増えていきます。

　これらの医療を暮らしの場で行うには、看護師による診療の補助が必須です。健康維持のために必要となった医療を、患者だけではできないことも多く、食後に忘れずに薬を飲むのも、チューブの扱いも、医療機器の管理も、どれも専門職からの援助が必要になっています。そしてこの援助は、医療が生活に与えるデメリットを

最小限にする工夫が必要で、それには医療と生活のバランスを判断できる看護がその役割を果たさなければなりません。

(2) 暮らしの場だからこその療養上の世話

　医療を受けながら生活する人には、生活の再構築という危機が生じます。たとえばストマを造設した人は、これまでにはなかった排泄ケアを生活に取り入れなくてはなりません。それには前述のように看護師による診療の補助が必要ですが、もう一方ではストマからの漏出に備えて、衣類を変更したり、ストマの位置周辺を屈曲しないような日常生活動作(ADL)への注意も必要です。これは医療を前提として行う生活の援助、つまり療養上の世話です。

　こうした療養上の世話がもし届かないとしたらどうなるでしょう？　病院で指示・指導された医療が生活に定着しない恐れが出てくるのではないでしょうか。そうなると治療効果が現れず、患者の健康状態は改善されません。患者の健康状態が悪化すると、家族にとっては介護の負担や不安の増大につながります。

　筆者は、自身の体験や全国の"所長"との出会いを通して、「訪問看護を利用したら介護が楽になった」という介護者の声をたくさん聞いてきました。この言葉は、看護師が暮らしの場を訪れることによって、療養上の世話が安心・安楽にできる方法に改善することを示しているといえます。看護の専門性としての療養上の世話は、暮らしの場だからこそ最も効果的に発揮されるのではないでしょうか。

(3) これからの看護師育成の場としての訪問看護

　筆者は、前記のようなことから、看護師は訪問看護で育てられるのではないかと考えています。とはいえ、看護師が全員訪問看護師になればよいといっているのではもちろんありません。看護師の大多数が病院で働き、またその大半が急性期病院で働く現状では、看護本来の役割に気づき、それをいかに発揮するかについて学ぶことは実に難しくなっています。

　医療の場が病院から地域、在宅にシフトする中、訪問看護師になるならないは別として、看護の原点を学ぶという意味でももっと訪問看護を体験して、暮らしの場での医療を知る必要があると考えます。そして、医療と生活のバランスをとるために、看護師が最大限に役割を発揮していることを知ってほしいと思います。こうした看護の機能を知ることで、病院では退院支援の促進や病院と地域の連携が進むでしょう。筆者の病院でも、ほんの1日だけステーションに研修に行くだけでも、看護師に変化が生じ、3カ月体験した看護師は、自分の見方・考え方・行動が大きく影響されたと言っています。

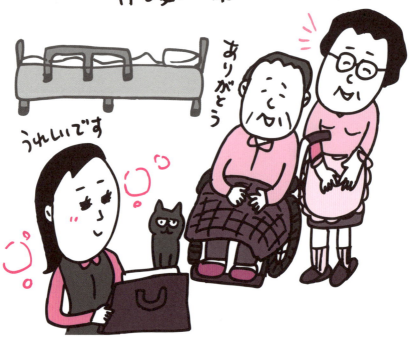

2. 頑張れ、所長！——人材を育成し、住民に看護を届けるために

（1）訪問看護を取り巻く危機

　最近、筆者は看護管理について、サードレベル、セカンドレベルにおけるヘルスケアサービスに関連した科目の講義のために、いくつもの地域を訪ねる中で訪問看護の重要性に気づいた人が明らかに増加したと感じています。看護管理の入門編であるファーストレベルのカリキュラムの中にさえ、ヘルスケアシステムが位置づけられています。このようなカリキュラムも訪問看護を含む地域におけるケアシステムの重要性を看護管理者に伝えています。ほかにも2016（平成28）年度に新設された退院支援加算や退院後訪問指導料のように、訪問看護との連携が報酬として評価される項目が増えたのも影響を与えています。

このように訪問看護の重要性に気づいた人の増加は、逆に訪問看護の質の低下を招く危険もはらんでいるといえます。現在の訪問看護制度では、看護職員が最少で実質3人(常勤換算2.5人)いればステーションを開設できます。また、ステーションの"所長"になるための特別な要件や制限はありません。そのため社会のニーズがあるととらえ、訪問看護に新規参入する企業が増えており、実際にステーションの設置主体で営利企業が以前より増加しています(p.19〜20参照)。もちろん営利企業とは、看護師が設立した株式会社も含まれています。しかし、医療や福祉に関連しない業種の企業によるステーション開設も決して少なくありません。

　このようなステーションの中には、開設後短期間で廃止や休止となるステーションが出ており、これでは社会に対して訪問看護の重要性を伝えるどころか、業種としての不安定さがかえってクローズアップされることになりかねません。そして、何よりそこで働く看護師が就職と退職を短期間で経験し疲弊します。筆者の病院の中途採用にも時々こうしたステーションを退職した看護師が応募してきますが、皆希望と期待をもってステーションに就職したにもかかわらず、すぐにまた求職活動をしなければならなくなったり、経営側や同僚との人間関係でつらい体験をしたり、看護師としての自信を失ったりしています。このような看護師を増やさないためにも、開設者はステーションの質を高めて運営を行い、訪問看護への期待に応えなければならないのです。

(2) よりよい訪問看護を届けるために

　それでは、質の高い訪問看護とはどのようなもので、そのような訪問看護を提供できるのはどのようなステーションなのでしょう？　実はこのことは訪問看護制度ができて以来ずっと問われてきたことで、そもそも看護の質の高さは、病院でも、施設においても、どこでも問われることなのです。そしてまた、これでよいという終わりはなく、提供する看護の質をより高める取り組みは、訪問看護を続ける間、ずっと求め続けなければならない課題です。

　そうなると、次に質の高さをどのように評価すればよいのでしょう？　看護の質を数値に置き換えるには難しさもあります。しかし、評価の切り口がないわけでもありません。たとえば、利用者が増えるということは、そのステーションが提供する看護に対する地域からの信頼度を表すともいえます。なぜなら病院の退院支援職員、診療所の医師、ケアマネジャーたちから信頼されていれば、次々に依頼がくるはずです。また別の評価として、たとえば離職者の数からそのステーションが働きやすい職場かどうかがわかるでしょう。この働きやすさとは、単なる福利厚生や給

与だけではありません。看護のやりがいや周囲からの承認があれば、そのステーションでずっと働いていたいと思うものです。そういうスタッフが多いこともステーションの質に関係することなのです。

　質の高い訪問看護を届けるためには、まず一人ひとりの利用者へ適切な看護を提供すること、そして適切な看護を実践するスタッフを育てることが必須です。さらに、適切な看護の提供には、地域包括ケアシステムを担う他職種との関係の構築と、他者を尊重しようとする倫理観が欠かせません。これらを教育する最も重要な存在が"所長"なのです。

(3) 訪問看護師の育成は自ら実践を示して

　これまでステーションの経営・運営には収支を改善し、規模を拡大することが主に議論されてきたように感じます。もちろんこのことは経営の安定化のために必要なことです。しかし、これらを達成しようとしたら、"所長"はまず部下である訪問看護師の育成をしなければなりませんが、残念ながらこれまであまり重要視されてこなかったように感じます。

　現在、訪問看護認定看護師も増え、その他の分野の認定看護師で訪問看護に従事している人も多くなっています。また、"所長"がファーストレベルからサードレベルまでの認定看護管理者研修を受けることも増えてきました。これらの教育カリキュラムには必ず人材育成の科目が含まれています。その意味で、以前よりステーションには看護師育成の力が蓄えられてきており、それを発揮するのは、まさに今です。

　訪問看護師として長く働き続け、次の世代を育て、さらにその次の世代へと受け継いで訪問看護を発展させていかなければステーションは存続できません。ステーションは地域に必須の機能です。だからこそ、常に次の世代の訪問看護師を、ステーションで育てていきましょう。すでに、人材育成に関する研修会はあちらこちらで開催されたり、雑誌や書籍などで繰り返し取り上げられています。つまり、人材育成は簡単にできることではなく、いつの時代もテーマになるということです。

　ステーションは病院に比べるとはるかに小さい規模なので、ベテラン看護師の技や判断を伝えやすいはずです。そして何といっても"所長"が自ら実践を示しながら教育ができる環境です。筆者はこのステーションの教育のメリットを、今、勤務している病院でもできるだけ取り入れたいと考えてきました。病棟師長には自分たちが行う看護をスタッフに見せてほしいと伝えていますし、筆者自身も時に患者のケアや家族からの相談に対応します。もちろん、その際には看護記録も記載します。

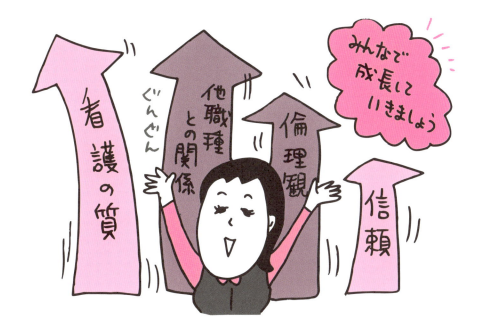

　先輩が優れた実践を示し続ける教育。専門性が高い仕事は、それを示し続けなければ伝わらないのではないかと考えます。ほかに身近な職業で、たとえば医師は年齢が高くなっても、管理職になっても、時間が非常に少なくなったとしても必ず実践を続けます。

　看護も実践を示し続ける教育がなくては、質が向上できないのではないでしょうか。そうであれば、それが一番可能なのはステーションなのであり、その意味で看護教育の最前線にいるともいえ、管理者になっても看護師としてのやりがいをもち続けることができる、それがステーションの"所長"なのです。

(4) もっと"所長"を楽しみましょう！

　ステーションがいかに社会から求められているかは、本書のみならず、多くの文献、研修会、学会のシンポジウム等でも述べられています。しかし、ステーションの"所長"がいかにやりがいのある仕事なのかが伝わる機会はあまり多くないように感じます。

　確かに、"所長"という仕事は経営・運営などの収支面を重視して考えると、苦手意識や負担感が大きいかもしれません。しかし、後輩を大切に育てたいと願う先輩看護師として育成を重視して考えると、だいぶ変わってくるのではないでしょうか。この際、収支面での目標達成のためにスタッフを動かそうとする考えはやめにして、スタッフのよいところを探して、少しでもよい訪問看護師に成長できるよう

にかかわりたいと思ってください。そうすれば、その訪問看護師の成長を発見する面白さがわかるでしょう。たとえ成長がとてもゆっくりにみえる訪問看護師であっても、入職した頃よりは進歩しているはずです。

　こうして、人材育成の視点を"所長"という仕事の中心におくと、"所長"は毎日、変化を発見できる楽しい仕事に変わっていくでしょう。"所長"がやりがいをもって楽しそうに仕事をしていれば、ステーションには、必ずスタッフが集まり、利用者が増えます。本書では、少しでもそのコツを知っていただきたいと思い、具体的にイメージできそうな場面を多数取り上げました。読んでくださった方が、"所長"という仕事の楽しさに気づき、それによって質の高い訪問看護が地域に十分行き届くことにつながるよう、心から願っています。

NOTE

第1章
所長が育てばスタッフも育つ！

1 訪問看護ステーションにはどんな特徴があるのだろう
2 つらいけど、所長はさすがです
3 これからも所長が頼りです
4 所長に求められる力量を育てるには

1 訪問看護ステーションにはどんな特徴があるのだろう

　ステーションの所長には、病棟師長や病院看護部長とは違ったたいへんさがあるようです。筆者は、ステーションの所長を経験した後、病棟師長、副看護部長、看護局長を経験しました。看護局長（看護部長）を経験したうえで考えても、ステーションの所長と病棟師長とでは、明らかに困難さに違いがありました。そこで、ここではステーションの所長の困難さを分析してみたいと思います。

1. スタッフ数が少ない

　ステーションは制度上看護職員2.5人から開設ができます。そして、職員数別で最も多い事業規模は6〜9人となっています（日本看護協会「2014年 訪問看護実態調査 報告書」）。このスタッフ数が少ないことで、スタッフの勤務体制としては応用が利きにくくなっており、しかも後で述べるようにスタッフの半数が非常勤職員という事業所が多いことが、さらに体制整備の困難さを増長させています。

　そのため、どうしても所長がスタッフと同じ業務を分担しなくてはならず、管理業務を後回しにせざるを得ません。所長でもスタッフと同じ件数の訪問看護を担っている場合も多いでしょう。これは診療所や病院の外来にも起こりやすい特徴とも考えられます。

　しかし、裏を返せば所長もスタッフも同じ立場でできる業務があるのですから、一緒に考えたり、所長が先輩看護師として優れた実践を示したりする機会があるといえます。つまり、スタッフの看護師としての成長に直接影響を及ぼすことができる先輩冥利に尽きる立場だと思います。「所長みたいに利用者さんに信頼される看護師になりたい」なんて思ってもらえたら、とても嬉しいことだと思いませんか。

第1章　所長が育てばスタッフも育つ！

2. 職種が少ない

　スタッフ数が少ないことは職種が少ないことにつながります。これは規模が大きくなっても、せいぜい看護師・保健師・准看護師・作業療法士（OT）・理学療法士（PT）・言語聴覚士（ST）・事務職員あたりでしょうか。大きく分ければ、看護職、療法士、事務ですから、これは病院と比べるとずいぶん少ないことになります。

　そして、たとえ病院と併設であってもステーションは制度上別と位置づけられていますから、所長は組織の代表であり、看護部長であり、事務長ということになります。もちろん看護管理については基礎教育の中で学んではいますが、所長になって初めてこれらの幅の広い管理を経験するのですから、それは困難に感じても当然だといえるでしょう。

　ただ、このような経験ができる職場もそう多くはありません。管理について、組織の代表となる責任や事務も含めて学べるチャンスです。これは、同一職種の中でつい狭い考え方になりがちな看護職にあって、むしろたいへん恵まれた機会と考えたほうがよいのです。

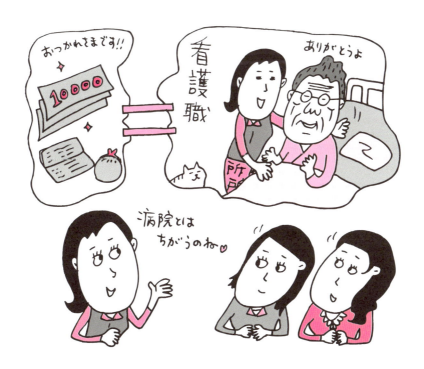

3. 独立採算である

　ステーションは独立した会計経理の記録が必要ですから、事業所としての収支が明確です。単純に言えば、事業所として黒字か赤字かがすぐにわかります。そのうえ、例外を除けば、ステーションは設置主体から黒字経営を求められています。しかし、常勤の雇用を全体の半分以下に抑えなければ人件費の支出が拡大してしまいますし、現在の報酬体系では、訪問件数が減少すると途端に赤字になってしまいます。訪問看護の対象者は再入院やショートステイなどによって、予測外の訪問看護中止が起こりますので、黒字経営を維持するのはそれなりの工夫が必要です。

　しかし、訪問看護の質が利用者や関係者に評価されれば、特別な PR をしないでも利用者が増えていき、収益も増えていくものなのです。これは筆者自身のステーションもそうでしたし、いくつものステーションが証明しています。むしろ訪問看護の質が収益で表されることにより、訪問看護の利用者でなくても、その価値を認めることにつながるのです。経営者、設置主体の経理担当者、金融機関など、看護や医療以外の人々も訪問看護というサービスを認めるに違いありません。

　このような社会へのアピールは病院看護ではかなり難しいでしょう。なぜなら、病院内の看護は、看護だけで金銭的な評価が得られるしくみ（報酬体系）になっていないからです。このように考えれば、看護の良さを社会に訴えられる最前線の職場がステーションなのだと思いませんか？

4. 地域との連携が難しい

　ステーションは地域の中にあり、制度上医療機関を選ばずどこの医師とも一緒に仕事ができます。また、全国訪問看護事業協会の調査[1]では、訪問看護の約 7 割が介護保険の利用者ですから、当然ながら、かなりの人数のケアマネジャーと一緒に仕事をすることになるはずです。さらに訪問介護、通所介護といった介護保険事業所、市町村や都道府県の保健師、さまざまな行政担当者、民生委員、ボランティア団体など、円滑に効果的に事業を実施するために連携を取り合う関係者はたいへん幅広くなります。

　看護師は、免許取得後ほとんどは病院で働き、医療関係者以外とあまり接触がないキャリアの積み重ねをしていきます。それが訪問看護師になって初めて多くの福

祉職と連携を取るようになり、所長になってさらに一般市民や保健医療福祉以外の関係者とも協力や交渉する必要が出てくるので、煩わしさや難しさを感じても当然かと思います。

　しかし、このことも前項3.に述べたことと同じように、看護を利用者ではない人々に知ってもらうことにつながるわけで、こういう機会に恵まれる看護師はそう多くはないのです。病院の看護部長でも、このように一般市民に直接アピールするのは難しいのです。いかがでしょう、このように考えると、ステーションの所長はやりがいのある仕事に思えてきませんか？

5．地域包括ケアシステムの推進による変化

　地域包括ケアシステムにおいて訪問看護が重要な役割を果たすことは、すでに多くの人が述べています。実際に、2012（平成24）年以降の診療報酬・介護報酬改定でも、訪問看護に関連した報酬はプラス改定になっていますから、制度もそれを認めているといえ、ステーションが今後さらに躍進していく勢いをもった存在であるということを示しています。

　時期を同じくして病院に起きている変化は、急性期病床の削減や地域医療構想による病院再編など、どちらかというと病床や病院の数を減少させていく流れです。2016（平成28）年前後には、急性期病院が地域包括ケア病棟を設置し始め、そこで働く看護師の戸惑いや困難さも報告されています。

　ただ、社会からの期待や制度の後押しにより、新規にステーション事業に参入しようとする動きもあり、このことがステーションとそこで働く看護師たちに及ぼす影響も知っておかなければなりません。たとえばステーションの設置主体別でみると、訪問看護創設当初と比べ現在では、営利法人の割合が大きく増えています（**表1-1**）。かつては医療法人を設置主体としたステーションが多かったことを考えると、現状では医療以外も含め幅広くステーション事業に着手するようになったといえます。

　こうした動きの1つである営利法人によるステーションは、市町村や都道府県を越えて事業を展開することもあります。個々の事業所は小規模なままでも、開設した法人そのものが全国的規模で展開しているところもあるようです。社会からの注目は、多様な参入者を生み出し、その中で選ばれていく厳しさも生じていると考えます。

■ 表1-1　開設主体別による訪問看護ステーションの数と割合

【2000(平成12)年】　総数 4,730

地方公共団体	公的・社会保険関係団体	医療法人	社会福祉法人	医師会	看護協会	協同組合及び連合会	会社	特定非営利活動法人(NPO)	その他の法人
239	155	2,521	492	330	149	204	286	16	338
5.05%	3.28%	53.30%	10.40%	6.98%	3.15%	4.31%	6.05%	0.34%	7.15%

［平成12年　厚生労働省 介護サービス施設・事業所調査より作成］

【2014(平成26)年】　総数 7,214

地方公共団体	日本赤十字社・社会保険関係団体・独立行政法人	医療法人	社会福祉法人	医師会	看護協会	協同組合	営利法人	特定非営利活動法人(NPO)	社団・財団法人	その他の法人
187	177	2,342	535	271	139	190	2,910	127	310	26
2.59%	2.45%	32.46%	7.42%	3.76%	1.93%	2.63%	40.34%	1.76%	4.30%	0.36%

［平成26年　厚生労働省 介護サービス施設・事業所調査より作成］

　しかしながら、忘れていけないのは、提供される訪問看護の満足度が利用者・関係者にとって高ければ、そのステーションは必ず選ばれるということです。たとえ競合相手が増えたとしても、質の高い看護こそ住民から信頼され、地域包括ケアシステムにおいて、なくてはならない存在になっていくのです。

　なお、次項ではそのように住民から信頼され、着実に事業を発展させているステーションの所長さんを紹介します。

引用文献

1) 全国訪問看護事業協会(2014)：平成25年度 厚生労働省老人保健事業推進費等補助金 老人保健健康増進等事業　訪問看護の質の確保と安全なサービス提供に関する調査研究事業～訪問看護ステーションのサービス提供体制に着目して～ 報告書、平成26年3月、p.99.

2 つらいけど、所長はさすがです

1. 大規模化（機能強化型）で頑張っている所長

　まず初めに、訪問看護ステーション愛美園の中島由美子さんを紹介します。中島さんは訪問看護歴16年の大ベテランです。ステーションの開設も1996（平成8）年と、訪問看護制度が始まって間もない時期から所長として働いていらっしゃいます。設置主体は医療法人で、茨城県桜川市にあります。今でこそ大規模ステーションですが、開設間もないときは、少人数の小さなステーションでした。

　ところが、時代の流れとともに、ステーションはどんどん拡大していきました。それは、難病、がん末期、小児といった一般に困難事例とされる利用者を積極的に受け入れていったからです。それに合わせて、実践力向上のための看護師教育も丁寧に行っています。2016（平成28）年4月には、訪問看護師11人（常勤換算10.2人）、理学療法士1人、言語聴覚士1人、介護支援専門員3人、看護補助員3人（うち1人は介護福祉士）、事務職員1人となった総勢20人の大規模事業所です。利用者は月に140人を数え、訪問看護の内容も、看取りは年間30人以上、小児が2割近くを占め、精神、難病、若年障がい者など、たくさんの利用者がいて、地域でなくてはならない存在となっています。「機能強化型1」の加算（機能強化型訪問看護管理療養費1）については、もちろん新設された2014（平成26）年から届け出を行っています。

　中島さんのすごさは、何といってもその柔軟さにあります。確かにそこにいながら、決して目立たず、雰囲気に溶け込んでしまう穏やかさをもちつつ、それでいて看護に対する考えはきちんと伝え、一人ひとりの職員の個性を尊重しながら育てているのです。さらに、経営面での分析や展望をしっかりもっておられるので、もちろん黒字を続けています。優れた看護は地域から選ばれ、それは収益につながるということを、まさにそのまま実践されている所長さんです。

2. 多機能化(看多機)に取り組んでいる所長

　次に紹介するのは、くわのみ訪問看護ステーションの繁澤弘子さんです。筆者は、繁澤さんのことはずいぶん前から存じ上げていますが、実際にステーションにお邪魔したことはありません。でも、ここ数年、毎年お目にかかり、そこで働くスタッフの方にもお話を伺う中で、とても素敵なステーションだなと常に思っています。理由はいろいろあるのですが、まず第一は地域で暮らしている方々の力を集め、地域のニーズに地域の力をしっかりと活かしていらっしゃるという点です。

　くわのみ訪問看護ステーションは、岐阜県の恵那市にあります。有限会社耕グループの事業の一つで、こちらの法人では、ステーションだけではなく居宅介護支援事業所、看護小規模多機能型居宅介護、グループホーム、デイサービスと幅広い事業を展開しています。これらの事業はすべて地域住民のニーズに繁澤さんが応えようとしてきた結果から生まれたそうです。

　実際には看護小規模多機能型居宅介護の経営・運営には困難さがあると思います。確かに、公的な報告書や調査などでは、事業所数が増えないことや、収益性が低いことも指摘されているようです。しかし、繁澤さんのお話を伺って感じるのは、地域で暮らす人が困ったら、「ここに相談すれば何とかしてくれる」という安心感です。ステーションの所長は、高齢者や疾病・障がいをもつ人の困りごとのいわば"よろず相談員"のような存在だと思います。それは、看護が、医療と生活のバランスをとりつつ、非常に幅広い専門職・連携先を調整しながら問題解決に導くという機能をもち、それを行動してみせる人がステーションの所長であるからです。そのようなことを体現し、訪問看護の可能性や発展性を感じさせてくれる所長さんの一人が繁澤さんなのです。

3. 地道な活動で行政や政治家を動かした所長

　3人目は、鳥取県看護協会立訪問看護ステーションの鈴木妙さんです。鈴木さんは訪問看護認定看護師で、訪問看護歴も長く、協会立のステーションではスタッフ時代からずっと働いています。所長に就任したのは認定看護師になった後でした。鈴木さんのステーションの状況は、決して順風満帆ではありませんでした。現在でも、スタッフの人数確保と育成、収益、病院との連携、など日々悩みも抱えておら

れるようです。しかし、そういう悩みごとを抱えながらも、地道に日々利用者のことを考え、実践を積み重ねておられます。

　筆者は、設置主体によって、それぞれの特徴があると思っています。先に紹介した医療法人立の中島さん、営利法人立の繁澤さんは、それぞれ設置主体の特徴を活かして、事業を展開していらっしゃいます。では鈴木さんはどうでしょうか？　筆者は、鈴木さんのところのような看護協会立や医師会立のステーションには、大きな強みが2つあると考えています。それは、設置主体の職能集団に直接働きかけられるという点と、公益性が高いので行政や政治家とつながりやすいという点です。現に鈴木さんは、看護協会として県の事業にもかかわる一方、政治家からの質問や相談に応じる機会があります。

　このようなことをきっかけに、ある議員さんが、鳥取県議会で訪問看護について質問をしてくださることにつながり、その結果、訪問看護師の人材確保や新卒訪問看護師の育成のために、県立病院とステーションの連携を進めることが県の事業として予算化されたのだそうです。ステーションの取り組みがその周囲の地域を変えるという方法もあれば、公的な設置主体のステーションが行政や政治を動かし、そこから地域を変えていくことに結びつけることも可能なのです。

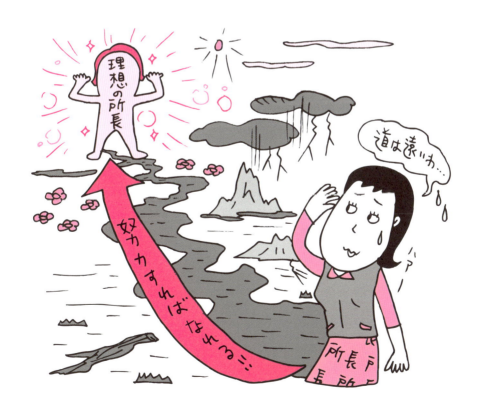

ほかにも、看護協会立や医師会立のステーションの所長さんが、地域のしくみを変えてきた例はいくつもあります。看護協会立のステーションが元気なら、看護協会員が訪問看護の活動に敬意を払うようになります。医師会立のステーションが優れた看護を行えば、医師会の先生方が訪問看護の重要性を理解してくれます。

　そうなれば、ほかのステーションも病院や診療所と連携がしやすくなるはずです。このような意味で、筆者は看護協会立、医師会立のステーションの所長さんには地域を変える力をもつことを知って、ぜひがんばっていただきたいと願っています。

3 これからも所長が頼りです

1．3人の所長は特別なの？

　前項で3人の所長さんを紹介しましたが、皆さんはどんな感想をもちましたか。どの所長も確かな実績があって、迷いながら運営をしている自分とはかけ離れた存在のように感じたかもしれません。だからといって、彼女たちが他と違う才能をもったスーパーナースなのでしょうか？　いいえ、そうではありません。それでは、彼女たちはどこにでもいる所長でしょうか？　いいえ、この質問も答えはNOです。
　いったいそれでは、どこが違うのでしょうか。その疑問の答えを明らかにする前に、皆さんに考えていただきたいことがあります。

2．管理者のモデルはいますか？

　皆さんは、ステーションの所長になる前に、管理のお手本になる所長のもとで働いていましたか？　ステーションの所長はお手本にならなかったけど、統括所長や看護部長がお手本になりましたか？　それとも、かなり前に病棟でお世話になった師長が管理者のモデルでしょうか？　正直に言って、私たち看護師は、モデルになるような看護管理者にあまり出会っていないのではないでしょうか。
　そもそも私たちは看護師になったときに、所長や病棟師長になりたかったでしょうか。筆者はそのような看護師には滅多に会ったことがありません。筆者が病棟師長だった時代に「将来病棟師長になりたい人いる？」と新人看護師に尋ねたら、全員首を横に振りました。今でも3～4年目の看護師に聞くと、多くの看護師は一生管理職になりたくないと言います。
　ところが、一般企業ではどうでしょう。新人ビジネスマンは一生平社員でいたい

でしょうか？　いいえ、決してそんなことはないでしょう。せめて30歳までに係長とか、役員にまではならなくても将来部長ぐらいにはなって定年を迎えたいとか、最近では業種によっては7,8年働いたら起業して社長になろうという人もいるのではないでしょうか。

　それに比べると、私たち看護師は、職業人としてスタートを切ってから、管理職を自分自身の道のりの先においていないのではないかと思うのです。だから、よほどよい師長さんでないと印象に残らないし、自分とは関係がないと思うと、相手の欠点ばかりに目が行ってしまうのではないでしょうか。そう考えると、私たちはあまり管理の手本をみることなく、気がついたら所長や師長になっていたのだと思うのです。

3. どこの世界もトップで決まる！

　そうだとすると、私たちは上司のモデルを他の業種に探す必要があるのではないでしょうか。それでは、他の業種で私たちと似ている集団はあるでしょうか。社長が優秀で業績を上げている企業はいくらでもあります。最近ではその中に、女性社長で女性が多い企業も時々雑誌や新聞などで目にします。たとえば、あるタレントのお姉さんが、本のリサイクル販売の会社で、パートの職員から取締役になったという話がありました。筆者はこの話になぜかとても親近感をもちましたが、皆さんはいかがでしょうか。

　もっともっとわかりやすいものを探しましょうか。たとえば、スポーツの中の団体競技を思い浮かべてみましょう。サッカーやバレーボールなど、これまで多くのスポーツで女子チームの監督を男性がしていました。ところが、最近注目を浴びた競技は女性の監督が多くないでしょうか。ほら、たとえばシンクロナイズドスイミングもそうでしたし、なでしこジャパンの新しい監督も女性です。ところで、彼女たちがかなり厳しい態度で指導をしているシーンをスポーツニュースで見かけませんでしたか。それなのに、選手は辞めもせず、無視もせず、一致団結してよい成績を残してきました。この監督たちはいったいどのような指導をしているか、知りたいと思いませんか？

　いずれにせよ、組織はトップの力が大きく影響します。もちろんトップだけで組織は動くものではありません。しかし、自らを支えるスタッフを育て、皆で目標に向かう風土をつくるのは、そう、まさにトップ自身なのです。

4. 育つ、育てる、育ててもらう

　これまで述べてきたように、私たち看護師は所長を目指して育ってきてはいません。ですから、所長になって初めて、あわてて「所長として頑張らなきゃ」と思ったのかもしれません。思えば思うほど、何からやればよいのだろうと悩んだり迷ったりするのではないでしょうか。でも、大丈夫です。紹介した素敵な所長たちだって、迷って悩んで、落ち込んだり、たまには怒りながら……そうして、優秀な所長になってきたのですから。つまり、心からスタッフに信頼される所長になりたいと思ったら、そのときが「よい所長に育つ」スタートラインなのです。

　さて、そこから先は、よい所長に育ててくれる人が必要です。「私をよい所長に育ててくれる、そんな人は私の周りにはいない」という声が聞こえてきそうですね。そうです、管理のABCを教えてくれる先輩所長はいないですよね。それでは、いったい誰が皆さんを所長に育ててくれるのでしょうか？　その答えはもちろんスタッフなのです。実は、スタッフを育てようとすると、スタッフはいろいろな問題を所長に投げかけてくれます。ときには皆さんへの不満だったり、利用者からの苦情という形になるかもしれません。でもそれが所長を育てるのです。つまり、皆さんがよい所長に育つには、スタッフを育てることが必要で、そのスタッフによりまた育てられるという、この循環が大切なのです。とても……とても……。

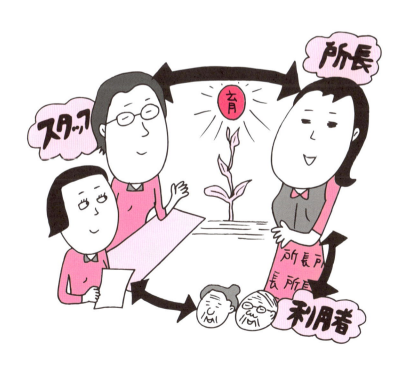

4 所長に求められる力量を育てるには

　ステーションの所長に限らず、組織の代表者になるとさまざまな能力が求められます。しかし一般には、これらの能力が十分に備わってからその職位に就くのではなく、多少未完成な部分はあるけれど、きっとこの人なら成長していくだろうと周囲が期待を込めて、その人は抜てきされるのです。

　ですから、着任するまでは未完成でも、いざ所長になったら自分で自分を育てていくことが求められます。自分で自分を育てるというと、少し厳しい印象があるかもしれませんが、そんなに難しいことではありません。かつて看護学生のときに学んだマズローの欲求階層説（図1-1）のように、人は誰でも自己実現の欲求があり、「こういう自分になりたい」という欲求があるからこそ、よりよい自分になるために、少しずつ自分を高めることができるのです。そこで、「こういう所長になりたい」という自分になるためには、どんな力を伸ばしたらよいか、ここでは所長に求められる能力について考えていきましょう。

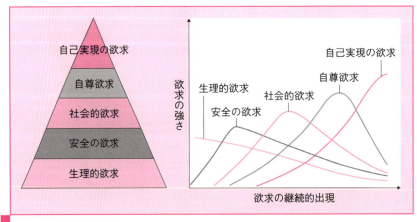

図1-1　マズローの欲求階層モデル［上泉和子ほか著（2013）：系統看護学講座 統合分野 看護の統合と実践1　看護管理　第9版、医学書院、p.203］

1. リーダーシップとヘッドシップ

　私たちは、他者についてリーダーシップの有無を言葉にすることがあります。「あの人はリーダーシップがないから…」「委員長なんだから、もっとリーダーシップを発揮してほしい」といったようにです。実はこのような発言の背景に、リーダーシップとヘッドシップが混同されていることがよくあるのです。

　リーダーシップとは、周囲に与えるよい影響力のことです。組織の中でのリーダーシップとは、組織がもつ目標に向かって進めるよう周囲に与えるよい影響力なのです。強制や強引さによって、短期的に目標に向かったとしても、その結果、職員や関係者に不満や意欲喪失を生むのは、決してリーダーシップとはいえません。

　周囲に与えるよい影響力としてリーダーシップを理解すると、これは組織の代表者だけがもつものでないことがわかるのではないでしょうか。職員の中で経験が少ない人や、実習生のような立場でも、挨拶がしっかりでき、物事に前向きに取り組んでいると、先輩や上司は嬉しくなります。大切に育てたい、一緒にがんばろう、という気持ちになります。このように、どんな立場の人でも、周囲によい影響を与えることができます。これがリーダーシップです。

　一方、ヘッドシップは組織の代表者や責任者がもつ力のことです。そこには組織の職位としての影響力が発揮され、リーダーシップとは異なり、上司から部下へという一方向だけの影響力です。そのため、ときに支配や制限といった形で現れることがあります。もちろん、ステーションの責任者である所長は、ヘッドシップをもっています。しかし、責任者として部下に支配や制限をするだけではなく、部下にとってよい影響力、つまりリーダーシップをもつ所長が、部下を伸ばし、目標を達成していくことができるといえます。

2. コミュニケーション力

　所長にとってコミュニケーション力（**図1-2**）が必須なのは言うまでもありません。そもそも所長である前に、看護師としてもコミュニケーション力は必要ですね。しかし、一人の看護師であるときには、あまり意識しないでコミュニケーションがとれていた人でも、所長になったらコミュニケーションの勉強を多少追加して、意図的なコミュニケーションをとる力が必要です。

4　所長に求められる力量を育てるには

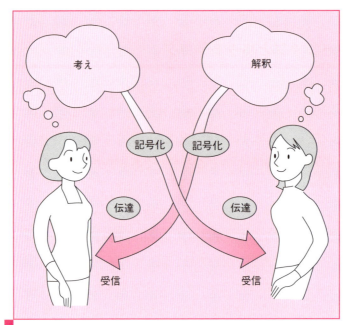

■ 図1-2　コミュニケーションの過程［上泉和子ほか著（2013）：系統看護学講座 統合分野 看護の統合と実践1　看護管理　第9版、医学書院、p.201］

　コミュニケーションとは、ラテン語の「communis＝共通、共有」から来ているそうで、コミュニティとかコミューンなども同じ語源から発生したようです。私たちの日常的な言葉の使い方から考えると、コミュニケーションとは会話を指すように感じます。たとえば「病院の連携室の○○さんとはコミュニケーションがとりづらい」などという使い方をしていないでしょうか？　これは話をする機会がないとか、話しにくいといった意味で使っているのだと思います。ところが、本来のコミュニケーションとは共有することなのですから、会話の先にある、互いの考えや希望などが共有できていなければなりません。逆にいえば、会話が続いていても、互いの考えや希望が共有できていないのであれば、コミュニケーションがとれているとはいえないのです。

　所長の立場になると、上司や部下、そして連携先などとの間で、考えや希望を共有できない場面はたくさんあると思います。しかし、それを共有しようとすることがコミュニケーションなのです。筆者は、「○○については、どう思う？」「確認だけど、○○ということ？」などと、部下に考えを尋ねたり、確認したりすることがよくあります。また、「私は○○してほしいと思うけど、どう？」「私は○○がよかったと

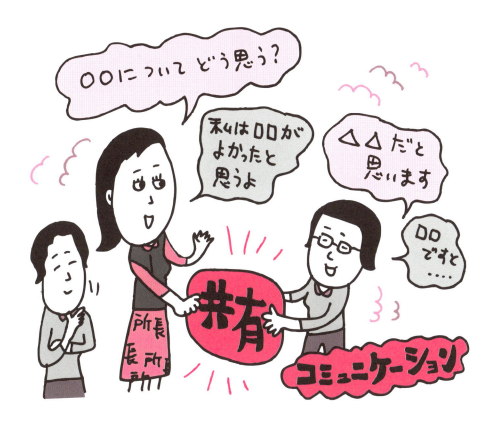

思う」など、自分の考えや希望も伝えます。もちろん、筆者も周囲と意見が一致しないことや、なかなか自分の考えを理解してもらえないこともありますが、互いに共有することがコミュニケーションだということをまず確認し、共有するための力がコミュニケーション力だということを覚えておいてください。

3. セルフコントロール力

　セルフコントロール力とは自己統制力、すなわち自分で自分自身を統制、制御する力です。私たちは仕事をしていると、腹が立つときもあれば、がっかりするときもあり、また意欲が湧いて元気なときもあれば、やる気がなくなりかけるときもあるでしょう。自分も周囲も毎日変化しているのですから、こうした変動があって当たり前です。しかし、自分自身の変動をそのまま表現するとしたら、周囲はどう受け取るでしょうか？

　職場に出勤すると、上司が不機嫌そうな顔をしていたり、いらいらしている態度が見えたりすると、それだけで疲れた気分にならないでしょうか？　自分が若い頃

に、そのような先輩や師長のもとで働いていた経験があると、その感じがよくわかると思います。またそうかと思えば、午後には急に元気でにこにこされたりすると、「こちらはやっていられないよ」という気分になりませんでしたか？　このように、上司がそのたびごとに、表情や態度が変わって、周りがそれに振り回されるとなると、これはもう安心な職場とはいえません。自分の職場の安心が脅かされているのですから、利用者さんたちの気持ちを考えるどころではなくなってしまいます。もちろん、このような職場では考えや希望の共有、つまりコミュニケーションも不足しがちになります。

　そういう意味で上司はいつも同じような状態でいることがとても大事で、そのことが職場に安心をもたらすのです。マスローのいう安全の欲求が満たされているという職場です。部下にとっては急に怒られるとか不機嫌な対応をされるということがあると、安全の欲求さえ満たされないのですから、自己実現の欲求を満たすために頑張ろうという意欲など生まれません。所長が、自分自身を統制する力、いつも同じようにしていようとする力をもつことによってこそ、職場全体が安心で安全な場所になり、おのずと成長する力が生まれるでしょう。

4. マネジメント力

　マネジメントとは「管理」という語に置き換えられることがあります。管理となると、「上司が部下に行うもの」という印象をもたれがちですが、最近では「マネジメント」とカタカナのまま使われることが多くなってきました。このマネジメントもリーダーシップと同様、誤解されがちな言葉ですので、ここで確認しておきましょう。

　マネジメントとは、ある目的を達成するために目標に向かって人々を動かしていくための活動です。そのためには小さい場面一つひとつに、PDCAサイクルがあります。このPDCAサイクルは、PLAN（計画）─ DO（実行）─ CHECK（確認）─ ACTION（処置・改善）からなりますが、これは看護過程に非常によく似ています。看護計画を立てて実行し、その結果を確認し、必要時には看護計画を改善していきます。こうして患者さんの問題を解決していくと皆さんも学んだのではないでしょうか。

　優れた看護師であれば、この看護過程が身についているはずですが、この問題解決思考を組織の目的を達成するために使うことがマネジメントなのです。ですか

第1章　所長が育てばスタッフも育つ！

ら、本当に優秀な看護師でマネジメント力の基礎があっても所長として組織の目的達成をしようとすると、多くの人や組織に働きかけなければなりませんから、そこにはさらにコミュニケーション力やセルフコントロール力も必要になります。この2つの力を使いながら人々を動かしていく力がマネジメント力なのです。

　ここでもう一つ説明を加えておきましょう。人々に働きかける力というと、リーダーシップとマネジメント力が似て見えると思います。この2つの違いを簡潔に述べるとしたら、リーダーシップは変化に対応していく力なのに対し、マネジメント力は複雑さに対応する力です。所長にこのどちらもが必要なことは、言うまでもありません。

参考文献
・上泉和子ほか著(2013)：系統看護学講座 統合分野 看護の統合と実践1　看護管理　第9版、医学書院.
・ナーシングビジネス編集室(2014)：看護部長に学ぶ！ 看護マネジメント「判断力」養成塾、Nursing BUSINESS 2014年夏季増刊、通巻103号.

NOTE

第2章
こういう所長がスタッフを育てる！

1 よい所長はどんなステーション運営を行っている？
2 看護師を育てるのはやっぱり看護師！
3 新卒だって大丈夫！
　ステーションで訪問看護師を育てよう！

1 よい所長はどんなステーション運営を行っている？

　筆者はステーションを訪ね、所長さんとお話をしたことから、かつて自分も同じ立場だった当時を振り返りつつ、今は病院側の立場で、また利用する側として、よいステーションとはどのようなステーションなのか、改めて考えてみました。それには設置主体、職員数や利用者数、居宅介護支援事業所併設の有無、といった構造としての見方ではなく、どのような運営をしているかという過程（プロセス）に注目します。なぜなら、構造はすぐに変えることが難しいのですが、過程は日々取り組めば必ず変わってくるものだからです。つまり、比較的短期に変えられる要素ですから、その気になれば明日からでもすぐ実行できるのです。

1. 事業所が明るくスタッフが定着していく

　スタッフの定着がよいというのは、ステーションのみならず病院でも介護施設でも、管理者や責任者が一番望むことではないでしょうか。看護師確保の困難さは何十年も続いていますから。日本看護協会が継続して行っている「病院看護実態調査」によれば、病院看護職員の離職率は11％前後（2010年～2014年）で推移していますから、毎年約1割の看護職が辞めるということになります。またナースセンターからの広報誌などには、求人情報が山のように出ています。
　それでは、スタッフの定着がよいところとはどのような事業所なのでしょうか？ここでまず、給与や手当などの報酬、有給休暇取得や超過勤務時間といった労働時間などの待遇がよいところでは、と思われがちですが、実は必ずしもそうではありません。確かに地域の中で、これらの条件が目立って劣っていると、離職が多くなるでしょう。でもさほどの違いがないのであれば、これは大きな理由にはなりません。それを表すのが離職の理由です。その中で職場の人間関係というものがよく挙げられます。実際には一身上の都合などとして、上司にそのままは伝えないもので

すが、人材派遣業者などの調査を見ると、この人間関係という理由が大きいとされています。

事業所内のコミュニケーションがよいと、挨拶や意見交換が活発に行われ、訪問したときや電話をかけた際に、「明るい」という印象になります。また、スタッフ間のコミュニケーションがよいと、人間関係もこじれることが少なく、互いに協力し合って課題を解決していくことができます。その結果、退職する人が少なく、スタッフの定着がよくなっていくのです。

私たちは、飲食店や衣料品店、美容院、病院など、いろいろなサービスを日常的に利用します。1人の消費者（利用者）として、その職場に「明るくて感じがよい」という印象をもつことがあるでしょう。こうした印象のところは、たいていスタッフ間のコミュニケーションがよく、問題解決が早く、利用者満足度が高いものです。他業種と同様、ステーションでも職場が明るく定着がよいところは、問題解決が早く、利用者の満足度が高い、よいステーションであると考えてよいでしょう。

2. 困難事例や前例のない事例もすぐに受け入れている

かつて筆者が訪問看護師をしていたとき、そのステーションで初めて受け入れるという事例が続きました。たとえば、精神科病院から依頼のあった統合失調症の患者さん、高カロリー輸液の在宅用輸液ポンプを使用する患者さん、悪性腫瘍で血液透析が必要な小児の患者さんなど、でした。多くは、筆者のステーションから非常に遠い距離にご自宅があり、実はその間には、ほかにいくつものステーションがあったのです。では、なぜ当ステーションが訪問していたかというと、ほかのステーションにすべて断られたという経緯があったからでした。

確かに、困難事例や経験がない事例では、自分たちが引き受けて大丈夫かどうか、迷うところでしょう。特に訪問看護ではもともと小児や精神の領域を経験している看護師が少なく、実際に自分のステーションにそれに詳しい看護師がいないという事情もあって、致し方ない部分かもしれません。しかし、私たちは、たった1人で看護を行うのではありません。実際に訪問するときはたいてい1人で行きますが、事業所全体として、また、その利用者さんのケアチームとしてかかわることを考えれば、決して1人ではないのです。

むしろ、自分たちはそういった利用者さんに対して経験がない、あるいは少ないということをきちんと伝えたうえで、自分たちの未熟さのサポートをお願いすれば

よいのです。そのうえで、できる限り受け入れたいという判断をしてくれるステーションは、依頼元にとってとても有難いことではないでしょうか。

少し話題は変わりますが、これが救急患者の受け入れだったらどうでしょうか。専門医がいないといって病院が受け入れを断り、数カ所もたらい回しにされることは、以前から大きな社会問題になっています。筆者の病院でも、救急車で1時間以上もかかる遠方から、患者さんが搬送されてくることがあり、どこかもう少し近くの病院が受け入れられなかったのかと考えてしまいます。そして、救急隊の問い合わせ履歴も、5カ所目、8カ所目などと聞くと、専門医がいようがいまいが、まずは受け入れなければ、と考えるべきではないでしょうか。

私たちはすべての事例、すべての疾患の経験をもつことはできません。しかし、専門職として、最善の努力をし、自分たちの未熟さに真摯に向き合い、周囲の信頼に応えようとする姿勢こそが大事であり、そのことがよいステーションだという評価につながるのではないでしょうか。

3. 地域の介護事業所等から相談が多く寄せられる

筆者は、介護支援専門員や介護事業所職員を対象とした研修会で講師を務めることがあります。そのようなとき、講義の依頼者や受講者から「看護師には相談しにくい」という声が聞かれることがあります。言われてみれば、看護師は一般的に、早口で、せっかちで、声が大きい人が多いかもしれません。筆者もこの特徴の典型です。こうした看護師に見られる特徴は、他の分野や業種からは「怖い」「話しかけにくい」などと受け取られるようです。

しかし、その逆で、介護事業所等からの相談が頻繁にあるステーションもあります。訪問看護の利用者ではないけれど相談だけでもしたいという地域のケアマネジャー、「こんなときどうすればよいか」「こんな利用者がいるが何か方法はないか」というヘルパー事業所の責任者やデイサービスの職員など、さまざまな関係職種から、自分のステーションの利用者以外のことでも、いろいろな相談が寄せられるなら、それは地域の関係職種から頼りにされているということです。

近年、福祉系の資格を背景としたケアマネジャーが大半を占めるようになってきたようです。また病院の地域連携や退院支援を担当する部署も、看護師ではなく社会福祉士が配置されていることが結構あります。このようにサービスを調整する立場に福祉系の人が増え、その人たちは医療者からの説明や報告が十分納得できない

ということも結構あるようです。そんなとき、訪問看護師に気軽に質問ができたり、医療職としての意見を求めることができれば、その人たちの安心につながります。

基礎となる学問・教育が異なると、当然ながら同じ事象を見ても判断や評価が異なります。たとえばがん末期の利用者の情報から、訪問看護師は予後と経過を推測して、すぐにベッドの導入が必要だと考えるような場面があるとします。同じ情報を知って、福祉系のケアマネジャーは、「家の布団で休みたい」といった利用者の言葉を重く受け止め、ベッド導入をもう少し考えてからという判断をすることがあります。こんなとき、「ベッドについて、どうしたらよいと思う？」と気軽に相談してもらえる関係性が築けるとよいと思います。まさかとは思いますが、「それはケアマネジャーのあなたが決めることでしょ！」などと言い捨ててはいませんよね？

4. 診療所・病院からの依頼が多い

診療所・病院から利用者の依頼が多いのは、信頼されているからです。ときにこうした医療機関からの依頼が少ないことを、知名度や認識が薄いためだと考える人がいます。もちろん開設直後はそういうこともあるでしょう。しかし、何年も経っているのに、診療所や病院からの依頼が増えないとすれば、それは信頼度を省みなければなりません。

筆者は現在、病院にいますから、訪問看護を依頼する側になります。筆者の病院は平均すれば毎日20人以上の患者さんが退院されます。その中には訪問看護を新たに導入する患者さんもたくさんいらっしゃいます。訪問看護の利用開始については、病棟看護師や退院支援部門がサービス内容を説明し、患者さんとご家族の理解を得るかかわりを重ね、ようやく了解が得られるというステップが必要です。残念ながら、入院患者さんにとって訪問看護は、そう簡単に利用したくなるサービスとはならないようです。もちろん、これは訪問看護自体のせいではなく、サービスが必要な状態になった自分を受け止めがたいからなのです。

何回ものかかわりのすえ、訪問看護の利用を承諾してもらうのですから、実際にステーションを選ぶとき、病院側としては「きっとここなら患者さんに喜んでいただけるだろう」と信頼のできるステーションを勧めたくなるのは当然です。周辺にはほかにも数カ所のステーションがありますが、その中から「ここなら安心して任せられる」というところを選択しますから、いくつか限られたステーションを中心に利用してしまう結果になります。

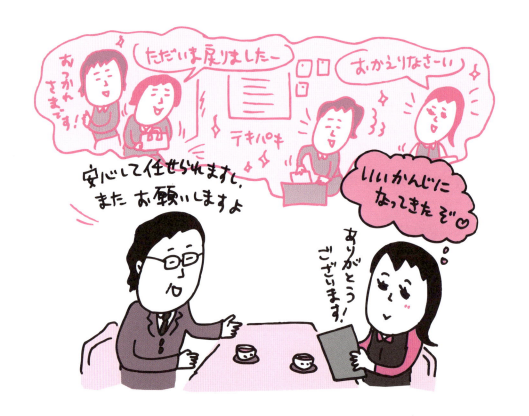

　ステーション側としては、次々と来る依頼に対応する人員や予定のやりくりが大変だと思います。しかし、依頼が多いということは、それだけ任せて安心だと思われているのです。ビジネスのコツの中に、「仕事は忙しい人に頼め」という言葉があるそうです。これは忙しい人ほど依頼が多く、それはつまり信頼できる人だからであって、特に医療機関からの依頼が多いということは、それだけ医療的な判断が求められる利用者さんを任せて安心ということです。こういうステーションこそ本当によいステーションなのだと思います。

5. 収益を上げるだけでなく還元しながら成長している

　ステーションは事業規模が病院と比べてはるかに小さく、事業の特徴から人件費率が高くなりがちで、収益性はあまり高くない業種だと考えられます。そのため、2000（平成12）年くらいまではステーションで黒字となるところは4割に満たないという状況が続いていました。しかし、最近では事業所自身の経営努力や報酬改定の影響によって、黒字ステーションの割合が高くなってきました。そこで、いざ念願

の黒字になったら、その先はどうすればよいのでしょうか。

　所長は設置主体から黒字経営を求められますし、どこまで黒字にすればよいのかわからないまま走り続けているような気分になりがちです。そもそも収益が上がって経営を黒字にできたら、次に何をするかを考えているでしょうか。そこで考えるのは次の成長のための投資です。たとえばもっとたくさんの利用者に応じられるように、スタッフの人員増を図るというのもその一つです。人員が増えれば車の台数を増やしたり、さらに規模が大きくなれば事業所ももっと広い場所に移転しなければなりません。訪問看護以外のサービスを開始するというのも事業の拡大です。まさにこれらを実行したのが、先に1章で紹介した中島さんや繁澤さんの実践例です。

　また収益が上がってくると、少々であれば非採算なことにも着手できるようになります。たとえば、報酬内ではできないプラスアルファのサービスを提供したり、公益的な事業を行ったりすることなどが考えられます。具体的には、利用者のお祝いイベントや住民向けの介護教室などでしょうか。また看護学校・大学で講義を行うことなどもそれに含まれるでしょう。しかし、これら一つひとつの事業では確かな収益にならないかもしれません。それでも、利用者の満足度向上、住民の意識改革、次世代の育成のための先行投資と考えればよいのです。いずれ必ず利用者の拡大や訪問看護師の確保にもつながるはずです。短期的には非採算であっても、このように先行投資を実行しているステーションは、目先の収益を上げることに追われるのではなく、地域にしっかりと還元しながら成長しているといえます。このような事業運営は長期的な視点をもっていると周囲に映り、信頼できるステーションだと評価されるでしょう。

2 看護師を育てるのはやっぱり看護師！

1. よい上司・よい所長とは

（1）所長自身が思うよい上司

　この本では、皆さんがよい所長になり、素晴らしいスタッフを育成できるようになることを目指しているのですが、そんなに結論を急がないで、その前に少し周りを振り返ってみませんか。

　まずは、皆さんのステーションには上司がいるでしょうか。いるとすれば、それは看護職、たとえば看護部長やステーション統括所長ですか？ それとも、医師や事務長のように看護職ではない人でしょうか？ いずれにせよ、それらの上司を見て、あなたはどのような人をよい上司だと思いますか？

　おそらく、皆さんの頭の中には、「相談しやすい」「話しやすい」といった言葉が浮かんだのではないでしょうか。もしそうなら、きっと普段その上司に対して、相談しにくさや話しづらさを感じているのでしょうね。それでは、その上司が話しやすい人だったら困らないのでしょうか？

　ここで、ちょっと脱線して、皆さんの親や配偶者が病気になって大きな手術をしなくてはならないとします。そのとき心配なのでセカンドオピニオンを求めにも行き、2人の医師に出会いました。最初の医師は、とてもよく説明してくれて話しやすい気さくな感じでほっとしました。しかしこの医師は、その手術を昨年1年で3回しか実施していませんでした。次にセカンドオピニオンを求めに行った医師は、厳格な雰囲気で、言葉も少なく、緊張感のある医師でした。しかし、その手術を年間20例経験していました。少し極端かもしれませんが、皆さんはどちらの医師に家族をお願いしたいと思うでしょうか？

　おそらく多くの方は、無口だけれど20例経験しているほうの医師を選ぶのではな

いでしょうか。上司は外科医とは違いますが、もし上司が「話しやすいけれど、頼りにならない人」と「話しづらいが、頼りになる人」の2人しかいないとしたら、どちらに上司になってもらいたいでしょうか？　きっとこれも、「話しにくくても、頼りになる人」を選ぶのではないでしょうか。「うちの看護部長はいい人なんだけど……。近所のオバサンとして会っていたらよかったのに、上司としては頼りにならないんだよね」という声を結構聞きます。ということは、最初に皆さんが抱いていた「よい上司は、相談しやすくて、話しやすい上司」という考えとは矛盾しますね。

　こうしてみると、なぜか私たちの頭の中では、「相談に乗ってくれる人は、その問題を解決してくれる頼りになる人」という勝手な連想ができてしまっているようなのです。現実には、話しやすくて頼りになる上司が少ないことは、私たちはこれまでの経験で知っているはずなのに……。

(2) 新人看護師が思うよい先輩

　さて、新人看護師はどのような先輩をよい先輩だと思っているのでしょうか。最近は新人看護師教育を、厚生労働省から示された「新人看護職員研修ガイドライン」に沿って実施し、プリセプターシップを取り入れている病院が多くなりました。プリセプターシップとは、1人の新人に対して、1人の先輩をプリセプター（実地指導者）として決めて、このマンツーマンのスタイルで1年間指導していくという方法です。これは一人ひとりの到達度に合わせた指導と、身近な相談相手を決めることで職場への適応を促すという目的があります。

　一般的な急性期病院では、3～4年目の看護師がこのプリセプターになっているようです。病棟内でのプリセプター、教育担当者、師長の関係は**図2-1**を参照してください。年度末までには次年度に新たにプリセプターになる看護師に研修を行い、その研修を終えて、4月になると病棟は新人を迎えます。そこで、病棟では新人とプリセプターの組み合わせを決めるのです。これは双方の個性を考えて、最も適切な組み合わせを考えます。プリセプターの年間の動きも職場での教育計画の参考になるよう、**表2-1**に示しました。

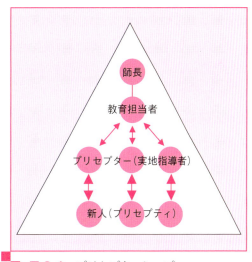

■ **図2-1**　プリセプターシップ

■ 表2-1 プリセプターシップの1年間の流れ

	2月	4月	6月	9～10月	12月	翌年3月
病棟師長 教育担当者		組み合わせ 検討・決定	評価	評価	評価	評価
プリセプター	集合研修		評価	評価	評価	評価
新人看護師 プリセプティ		入職 病棟配属 プリセプター決定	評価 集合研修	評価 集合研修	評価	評価

　さて、筆者が以前勤務していた病院での例を紹介しましょう。こうして新人教育を行い、入職して3カ月目となる6月に新人に目標とする先輩を尋ねると、ほぼ全員がプリセプターの名前を挙げていました。そして、その理由は、新人にとってプリセプターは、有能な先輩に見えるからです。たぶん、皆さんも新人だった頃、3年目ぐらいの看護師がとても優秀に見えたのではないでしょうか。

　ところが、半年経った10月にまた同じ質問をしてみると、面白い変化が現れます。新人の中に、目標とする先輩としてプリセプター以外の看護師を挙げる人が出てくるのです。それでは、いったい誰を目標として挙げるのでしょうか。

(3) 部下が考えるよい上司

　病棟には20人以上の看護師がいました。そのたくさんの先輩の中から、どのような看護師を、新人は目標として挙げたと思いますか？　実は、病棟で後輩や医師たちに信頼されている看護師である教育担当者を挙げる新人が出てくるのでした。それは、自分のプリセプターよりもさらに優秀な看護師がいることがわかったということなのです。つまり、就職して半年もすれば、誰が頼りになるか、その職場で誰が信頼されているのかは、たとえ新人でも判別ができてくるのです。

　そこで、部下が考える「よい上司」とはどのような上司なのでしょうか。一般企業の社員に尋ねると、これは「仕事ができる人」なのだそうです。あなたが、上司として「話しやすいけど頼りにならない人」より、「話しにくいけど頼りになる人」を選んだのと同じですね。それでは看護の職場で「仕事ができる人」というのはどのような人のことなのでしょうか。ここまで来て、「看護師として優秀あるいは有能とは何か」という課題にぶつかってしまいました。これはたいへん難しい課題です。

2. 所長である前にまずよい看護師であること

　ついに、たいへん難しいところにまで来てしまいました。なぜなら、「よい看護

第2章　こういう所長がスタッフを育てる！

師」を簡単に区別できるならば、私たちの世界はもっと違っていたとは思いませんか？　A看護師とB看護師を比べて、どちらのほうがよい看護師であるかがすぐにわかれば苦労はありません。これがわからないから、私たちの世界はまだまだ年功序列になっている部分があるのではないでしょうか。たとえば、自分より年上の看護師ができないときには、「なぜなのよ！」と腹立たしくなりませんか？　逆に、自分より年下の看護師で何かに詳しい人がいると、「私だって知ってるわよ」などと少し不愉快になったりはしませんか？

　皆さんはそんなことはないかもしれませんが、一般的に看護師は後輩にも先輩にも厳しいように筆者は思いますが、いかがでしょうか。筆者も新人の頃にはずいぶんとつらい思いもしました。あのナースステーションの、あの場所で、あの先輩に、あのことで……泣いたなあ。今は新人教育もだいぶ変わり、新人への過剰に厳しい指導も少なくなったでしょうが、このようなことはおそらく「どの看護が優れているのか」ということが明確にできないから生じることなのではないでしょうか。

　どうもこれまでは、看護の優秀さではない尺度で、看護師同士が評価し合ってきたということなのかもしれませんね。最近では看護の世界でも、能力給制度を取り入れたところが出てきましたし、クリニカルラダーでそれぞれの看護師の成長を段階的に評価するようにもなってきました。また、認定看護師・専門看護師のように、看護の熟練の度合いを資格という形で評価された看護師も増えてきました。

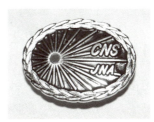

専門看護師(CNS)バッジ

3. よい看護を評価するのは？

　認定看護師や専門看護師は日本看護協会が試験（認定審査）を行って認定しますが、よい看護師を評価する方法の一つとして、そのような資格試験が挙げられます。ただしこれは、毎日繰り返されるケアの場面を直接評価したものではありません。

　それでは、そのとき提供されていた看護を評価するのは？……そう、もうおわかりでしょう。もちろん、その答えは利用者ですね。気持ちよく入浴したいという利用者が、入浴後「ああ、気持ちよかった」とニッコリとすれば、よい看護を提供したことになるでしょう。歩く練習を頑張ってしたいという利用者には、バランスが崩れないように支えて長い距離を歩ければ、「こんなに歩けてよかったよ」という言葉

になるでしょう。また、直接本人からの言葉は聞けなくても、最期まで家にいたいという利用者が、下顎呼吸になって死前喘鳴になったときに、介護者からの「残りの時間、私が家で世話をします」という言葉で、利用者はきっと喜んでくれていると実感できるでしょう。

4. よい看護の結果はどうなる？

　よい看護の結果は、利用者が満足するということになりますね。ただ、だからといって利用者の希望に沿って、願いが叶うようにだけすればよいのでしょうか。たとえば糖尿病の場合、利用者が「好きなだけ食べて、好きなだけたばこを吸って、死ぬのは本望だ」と言ったら、看護師はそれを奨励するのでしょうか。確かにケースバイケースですが、まだまだ病状の回復が期待できるのであれば、少しでも健康のレベルを高めてよりよい暮らしができるようにと訪問看護師は考えるでしょう。つまり看護は、ただただ利用者の満足だけを目指しているのではないのです。

　たぶん多くの看護師は、適切な量のエネルギー摂取に抑え、たばこをやめられればよいと思うでしょう。なかなか難しそうではありますが、それではこのような場合、よい看護とはどのようなことになるのでしょうか。皆さんもぜひ一緒に考えてみてください。学生時代に戻った気分で、表2-2のペーパーペイシェントで看護過程を展開してみましょう。まずは利用者の情報の分析をして、看護問題の仮説を挙げてみましょう。看護問題には、どの情報からその問題があると分析したのかがわかるよう、必ず関連した情報を列記してください。

　さて、どのような看護問題が挙がるでしょうか。その中で、この利用者の治療計画管理に関するものはあるでしょうか。医師は食事療法が守れるとよいと思っているでしょうが、利用者はどうもそうではないようです。それはいったいなぜなのでしょうか。ペーパーペイシェントだから限界がありますが、たとえばこれをヘンダーソン（Henderson, V.）の看護論で考えてみましょう。ヘンダーソンは、「看護師の独自の機能は、病人であれ健康人であれ各人が、健康あるいは健康の回復（あるいは平和な死）に資するような行動をするのを援助することである。その人が必要なだけの体力と意思力と知識とをもっていれば、これらの行動は他者の援助を得なくても可能であろう。この援助は、その人ができるだけ早く自立できるようにしむけるやり方で行う」[1)]としています。この利用者は「体力」「意思」「知識」のどれが足りないと思いますか。

■ 表2-2　看護過程の展開例

利用者の情報	考えられる看護問題とそれに関連する情報
68歳　男性 独居 近隣に援助者はいない	# <関連する情報>
3カ月前、倦怠感で受診したところ、糖尿病と診断された。 主治医は、食事療法を1440 kcalとしている。	# <関連する情報>
糖尿病は、経口血糖降下薬を内服しているが、空腹時血糖は180 mg/dL前後で、HbA_{1C}は7台で推移。	# <関連する情報>
揚げ物と酒が好きで、毎日のように天ぷらやトンカツを買ってきて、酒は2合飲む。喫煙は、1日2箱。	# <関連する情報>
「糖尿は薬を飲み続ければ何とかなるさ。好きなものを我慢してまで生きていたくない」と話す。	# <関連する情報>

　まず「体力」はどうでしょう？　買い物に行けるのですから、日常生活動作（ADL）はあまり問題なさそうですね。となると、必要なだけのエネルギーを摂るための食材も買って来られそうですね。次に「意思」はどうでしょう？　う〜む、これはだいぶ難しいようです。病状の悪化予防よりも、食事やたばこの満足感を優先したいという考えですから、治療計画を守ろうという意欲はなさそうです。最後に「知識」は十分ですか？　どうもそうではなさそうですね。病状が悪化したときにどのような生活になるかを知っているでしょうか。

　1〜2カ月でこの利用者の看護問題を解決するのはかなり難しそうです。しかし、適切な生活に行動変容できることを最終的な目標として、まずは短期間で達成可能な目標を立てるとよいのではないでしょうか。こうした小さな目標の積み重ねによって、数カ月先、場合によっては何年か後に、糖尿病を自己管理できる適切な生活に変わり、しかも生活の満足感がある暮らしとなれば、嬉しいことですよね。

5. よい看護には何が必要？

　こうして基本に戻ると、よい看護に必要なのは、看護師としての適切な判断と実践ということになりますね。その中でも特に判断は重要です。なぜなら、実践については、繰り返し行わなければ熟練度が低下する技術もあり、訪問看護を何年も経験しているとても優秀な所長でも、病院にある最新式の心電計を迅速に使いこなすのは無理だったりするのは致し方ないことです。

　しかし、そういう場合に、自分以外に適任者がいるという判断ができれば、その看護師を急いで探して代わりに実施してもらうことができるのです。つまり、実施者は自分でなくても、適切な看護の判断ができれば適切な実践につなげることができるということです。

　訪問看護では所長も月に何件も訪問に行くので、機能分化している病院の病棟師長より実践力が比較的保ちやすいかもしれません。それでも事業規模が拡大すれば、管理の比重が大きくなり、訪問に回ることが少なくなるでしょう。そうなっても、よい看護をするための判断力は、部下や後輩に伝えていけるのだと思います。

　そう、実践の割合は違っても、よい看護には「判断」が必要であり、それは事業所全体に行き渡る必要があるのです。よい看護の判断を事業所全体に行き渡らせること、それがよい所長の必須条件ではないでしょうか。

　ただ、ここで一つだけ厳しいことを述べておかなければなりません。それは、私たちの多くが、病院でよい看護を育んできていないということです。**表2-3**のように、訪問看護師の平均年齢はほぼ40歳代ですが、所長になるともう少し高くなります。この世代が新卒で就職した頃、看護の権限や裁量権は、今よりずっとずっと少なかったでしょう。そして、医師との関係も対等な協働関係からは程遠く、チーム医療における看護の専門性を今ほど問われる時代ではなかったのではないでしょうか。ですから、医師や師長の指示に従うことが大切だと育てられた人もいるかもしれません。だとすると、看護の判断力を問われても戸惑う場面もあるでしょう。ですから、もし看護の判断に自信がない所長がいても、それはそれでよいのです。自分自身でこれではいけないと思ったときから、成長が始まるのです。自分の苦手なところがわかること、それを何とかしたいと思うことが、何より成長のエネルギーなのですから。

■ 表 2-3　訪問看護ステーションの管理者数・従事者数と年齢階級別割合

年齢	管理者		従事者	
25 歳未満	―	0.75%	70 人	3.05%
25～29 歳	48 人		845 人	
30～34 歳	167 人	10.63%	2,369 人	24.46%
35～39 歳	513 人		4,981 人	
40～44 歳	892 人	35.77%	6,564 人	43.00%
45～49 歳	1,397 人		6,355 人	
50～54 歳	1,540 人	41.91%	4,428 人	23.17%
55～59 歳	1,142 人		2,535 人	
60～64 歳	495 人	10.94%	1,302 人	6.32%
65 歳以上	205 人		598 人	
総数	6,399 人	100.00%	30,047 人	100.00%

[平成 26 年度　衛生行政報告例をもとに作成]

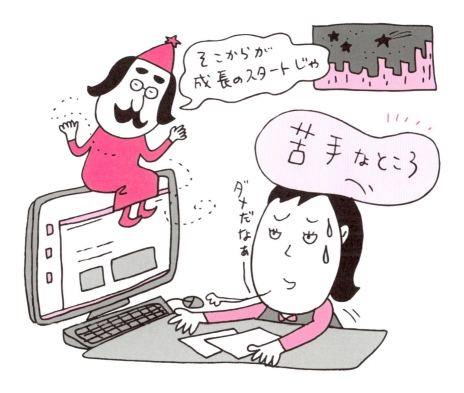

引用文献
1) ヴァージニア・ヘンダーソン著／湯槇ます・小玉香津子訳(2006)：看護の基本となるもの、日本看護協会出版会、p.11.

3 新卒だって大丈夫！ステーションで訪問看護師を育てよう！

1. 訪問看護ステーションの人材育成機能を考える

　これまでにも述べてきたことですが、訪問看護ステーションは病院に比べてはるかに小規模という特徴があります。そして病棟と違い、交代制勤務ではありません。また利用者の特徴として、比較的変化が起こらない状態の安定した方が必ずいらっしゃいます。こうした特徴を活かし、ステーションが人材育成機能を発揮できると筆者は考えています。

　最近の若者の特徴として、コミュニケーションや社会性の乏しさ、臨機応変な判断の難しさなどが挙げられています。これは若者個人が悪いというのではありません。社会はICT化が進み非常に便利になって、じっとしていてもどんどん物事が進むようになりました。調理や洗濯はボタン一つで進み、買い物さえ一言も会話を交わさなくても可能になっています。このような中で成長してくるのですから、若者にこのような傾向がみられるのは当然のことでしょう。

　そうであればこそ、少人数でそれぞれの個性を尊重しつつ教育できるステーションは、若者にとって居心地がよい場所になるかもしれません。そして、病状に変化が少ない利用者については、看護の展開を振り返り、ゆっくりと看護計画を考えることができます。これは、学校で学んだペーパーペイシェントに近いのではないでしょうか。こうして考えると、流れ作業のように、というと語弊があるかもしれませんが、急性期病院で毎日退院患者を見送り、入院患者に決まった処置を行う環境より、一つひとつをじっくり学べるように感じます。

　急性期病院に勤務する筆者からみると、在宅で看護を行うことは基礎技術の熟練にも効果があると思います。急性期病院では、安全対策や感染予防が非常に重視されています。また看護補助者などの活用も進んできました。そのため、清潔ケアや

第2章　こういう所長がスタッフを育てる！

排泄ケアを看護師が行う機会は、以前より減ってきました。つまり、せっかく学んだ基礎技術を実施する機会が減ったのです。一例を挙げれば、院内感染対策の一環として、清拭のタオルをディスポーザブルの袋詰めになった不織布のタオルに変更した病院は多数あります。これではタオルを絞って拭くという学びは活かされませんし、この技術は上手にはなりません。

このように考えると、看護を丁寧に振り返って判断力を養うこと、基礎技術を繰り返して上達すること、このことだけでも、ステーションは看護師の育成にとって非常に優れた環境ではないでしょうか。とはいえ現実的には、人材育成を担う人手さえないという声もあり、人材育成機能を十分発揮するにはある程度の条件も必要でしょう。それでも、条件が整えば、看護師の育成に適しているからこそ、新卒訪問看護師の育成が注目されてきたのだと思います。

2. 新卒訪問看護師育成の実際を見てみよう

新卒訪問看護師育成は、2010（平成22）年前後あたりから注目され始めました。さらに2015（平成27）年以降、実際に着手するステーションが増えてきたように感じます。一部ですが、筆者の病院も新卒訪問看護師の育成に協力させていただきました。

それではここで、新卒訪問看護師育成の実際についてご紹介しましょう。一つ目のパターンは、新卒で入職後すぐに訪問看護に同行しながら経験を積んでもらう方法です。この方法では、訪問看護を日々体験しながら必要なことを学んでいけます。ただ、看護技術、特に医療処置については、どこか別の環境で特別に研修等を組み込む必要があるようです。実際ここ数年、この方法での新卒訪問看護師育成の実績が多数報告されるようになりました。

もう一つのパターンは、新卒訪問看護師が一定期間病院に出向して看護技術等の研修を受けてもらう方法です。病院での研修期間は、数カ月から1年まで、それぞれの選択があるようです。当院でもこのパターンで受け入れを行いましたが、3カ月の病院研修のうちの3カ月目のみ協力したケースと、最初の1年間を通して研修を引き受けたケースの2パターンがありました。病院での研修では、採血や痰の吸引、経管栄養、点滴交換、導尿、浣腸など、在宅でも機会が多い医療処置を繰り返し経験できます。この方法では、訪問看護の場に行くのが多少遅くなるというデメリットはありますが、技術の習得にはかなり有効です。なお当然、前提として出向先の病院と連携がとれていることが必要になります。

いずれの方法であっても、新卒からの訪問看護師育成が可能なことが、実績によって証明されつつあります。それに取り組むステーションは、1.で述べたように、人材育成の体制が整っていなければなりませんし、その体制とは、所長や指導の担当者が教育に関心が高いこと、判断の振り返りや技術演習の機会をつくれること、また育成の際にステーションでは困難とされる部分を補完できる病院や教育機関と協力体制がとれることなどが挙げられます。

3. これからの訪問看護師育成には何が必要か

　地域包括ケアシステムにおける訪問看護の重要性はすでに述べたとおりです。その役割を果たすには、訪問看護師の育成が必須条件となります。よい訪問看護師を育成するからこそ、訪問看護が社会の期待に応えられるのです。これまでも、訪問看護師の確保・育成の困難さが長年指摘されてきました。しかし、訪問看護制度創設から20年以上が経ち、世代も変わりながら、ここへ来てようやくステーションの数も全国で8,484カ所にまで増加しました（厚生労働省「介護給付費等実態調査」平成28年4月審査分より）。

　この事実は、先輩たちから訪問看護の教育が脈々と引き継がれてきた成果を示しています。とはいえ、これからさらによい訪問看護師を増やし、信頼できるステーションを広げるには、まだまだ工夫が求められます。

　それでは、これからの訪問看護師育成には何が必要なのでしょうか？　まず考えられるのは、訪問看護師に相応しいとされる条件です。とりわけ病院での臨床経験についての考え方は大きく見直されなくてはなりません。訪問看護制度が創設された当時から、訪問看護師には病院で経験が5年以上必要だと言われてきました。しかし前述のように、最近では新卒訪問看護師も続々誕生しています。また、すでにベテラン訪問看護師として活躍している世代にも、病院での経験が1、2年しかないという人もたくさんいます。つまり、訪問看護師になる土台としての病院看護師の経験年数は問われなくなったということです。

　一方では、非常に複雑な医療処置や不安定な状態を抱えながらの在宅移行も増えていき、医療処置の技術や不安定な状態の判断が訪問看護師に求められます。しかも退院準備期間も短くなっていますし、在宅療養と入院治療の行き来も多くなっていきます。これは病院看護師と訪問看護師が、これまでよりもさらに密接に情報交換しなければ、適切な看護が継続できないということです。つまり、病院とステー

ションはこれまで以上に関係が近づくのですから、それに対応した訪問看護師の育成が求められると考えます。

そしてさらに、育成方法の効率化です。これまでと異なるのは、新卒看護師が多く就職する急性期・超急性期の病院が急速に変化していることです。クリティカルパスの普及や重症度別の病棟編成、認定看護師を中心とする専門チームや退院支援部門などの機能分化、医療安全や感染予防の重視など、これらの病院では一人の患者を総合的にみる経験がなかなかできなくなりました。つまり、今後ますます病院から地域・在宅へのシフトが進むと、こうした断片的な経験しかないまま訪問看護師になるケースが増えてくると推測できます。しかも、訪問看護の拡充には、こうした看護師を短い期間にたくさん育てなくてはならないでしょう。そのためには、これまで小規模だからできていたステーションでの個別的な育成方法に効率化の視点を加えることが求められていくでしょう。

4. 訪問看護師育成に関する今後の具体策について

(1) 訪問看護ステーションと病院で相互に協力・分担する

これからの訪問看護師育成はステーションだけの課題ではありません。その地域に必要な人材ですから、それを最もふさわしい場所で育てる考え方に変える必要があります。看護過程の思考やフィジカルアセスメントはステーションで、頻繁に使われる診療の補助に関する技術は病院で、といったように、教育を病院とステーションで協力・分担します。また訪問看護師志望の病院看護師については、実際の動機づけとなるような期間限定の訪問看護師体験というのも効果的だと思います。

例としては、新卒教育の技術教育について一部を病院に依頼すること、病院看護師のステーションへの出向などが挙げられます。

(2) 機能強化型ステーションを地域の訪問看護師の教育拠点とする

ステーションの新規開設が増えていけば、教育の経験が豊富なステーションとそうでないステーションが混在することになります。このようなときには、経験が豊富で、ノウハウが蓄積されているステーションが、教育を集中的に担うことで効率化を図るというのもよいでしょう。これは対象が訪問看護の初心者でも新任所長でも同様だと考えます。

たとえば、機能強化型ステーションで訪問看護初心者の研修を受け入れるとか、機能強化型ステーションの所長が他ステーションの新任所長のメンターとしての役

割を担うといった方法です。

（3）訪問看護の魅力を広報する

　これは育成という以前に、まずステーションをよく知ってもらい、実際に入職してもらわなければ始まらない、という人材確保の視点です。ステーションは看護学生の実習を受け入れ、そこでの学生の反応はよいにもかかわらず、実際には就職しないという声をよく聞きます。しかし、本当に訪問看護師になってほしい、とどれだけ本気で訪問看護の魅力を伝えているでしょうか。所長はもっと看護学生や病院看護師に、訪問看護の魅力をPRしてほしいと思います。

　具体的には、看護学校等の講義を訪問看護師確保の機会ととらえて積極的に行うことです。場合によっては、ステーションで1日訪問看護体験などを実施してみましょう。病院に対しては、講義の依頼などを引き受けて将来ここで働きたいと思ってもらうことが大事です。病院看護師と接触するときは、常に訪問看護師確保の機会だと考えましょう。そのようにして、訪問看護の魅力を伝えることが、訪問看護師育成の第一歩ではないでしょうか。

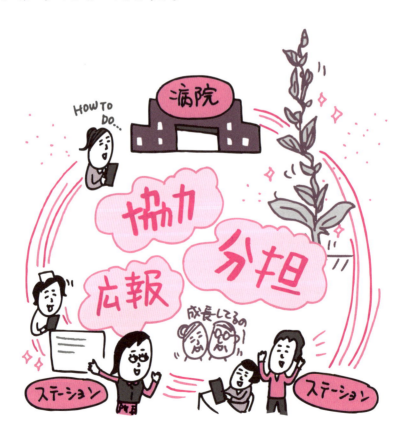

第3章
よい所長はこう育てる！
―事例で学ぶ 人材育成のコツ

- **その1** 「おはよう」の 挨拶まずは 所長から
- **その2** スタッフを ほめて育てる「ありがとう」
- **その3** スタッフと 共に考え よい看護
- **その4** スタッフに 学んでほしい 背中かな
- **その5** 叱るとき しっかり叱る 親心
- **その6** 成長の 新芽を見守る おおらかさ
- **その7** 感情の 出し入れ教える 大切さ
- **その8** 良好な 関係築き 連携を
- **その9** 経営の 良し悪し決める ケアの質
- **その10** なぜだろう 所長はいつも 楽しそう

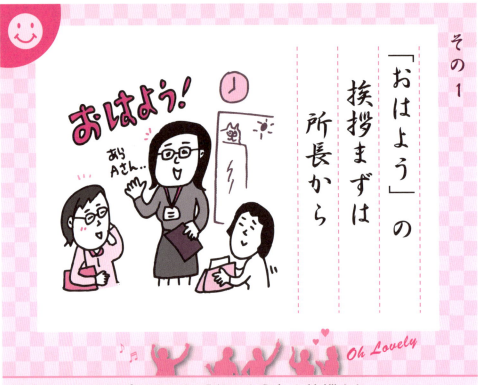

その1 「おはよう」の挨拶まずは所長から

朝出勤すると必ず所長から「おはよう」と挨拶され、
何か一言声をかけてくれます。

　朝、スタッフが出勤してくる時間帯。一人ひとりに所長から先に「おはよう」と声をかけます。そして、「Aさん、髪、切ったの？　短いのも似合うわね」「Bさん、お子さんの熱、下がった？」「Cさん、もしかして調子悪くない？」などと、それぞれに違った話題で声をかけています。

　スタッフが出かけるときには、「行ってらっしゃい。気をつけてね」「よろしくお願いします」と声をかけて送り出します。もちろん帰ってくるときに所長がいれば、所長は「お帰り」「お疲れ様」「暑かったでしょう」「一息入れてね」などと労います。

　そして、ときに「Dさん、元気ないみたい。訪問で困ったことでもあった？」と尋ねることや、訪問の様子の報告を受けて「ありがとう。よくわかったわ」などと答えることもあります。

　それだけでなく、子どもの体調や学校行事についてまでも声をかけています。スタッフは、働く自分の生活ごと受け入れられているような安心を感じます。

ここがコツ

💗 まず所長から挨拶や声がけをする

　スタッフとのコミュニケーションで大切なことは、まず率先して所長から声をかけるようにすることです。たとえば所長からの挨拶は、いつもと様子が変わらないと伝えていることになるのです。実際には所長だって、困っていることや疲れがたまっているときもあるでしょう。それにもかかわらず、いつも同じように声をかけられれば、スタッフはいつもと同じだと思い、このことが安心感につながるのです。

💗 自分の気持ちを素直に言葉にする

　スタッフにいつも同じように挨拶するといっても、ある程度そのことを意識してセルフコントロールすることが必要になります。第1章（p.31）で述べたように、セルフコントロール力を鍛えて自分から先に声をかけることで、コミュニケーションがとりやすくなるのです。この事例のように、所長がスタッフのことで気づいたことや、自分の気持ちを言葉にすれば、スタッフにダイレクトに伝わり、きちんと自分を見てくれていると感じ、自分が大切にされているのだという思いにつながります。所長から大切な存在だと思われたら、スタッフとしては決していやな気持ちにはならないでしょう。たいていは嬉しいと感じるのではないでしょうか。つまり、所長がスタッフについての気づきを直接言葉にすると、スタッフによい印象を持たせ、よい影響を及ぼします。その意味では、このこともリーダーシップの一つと言えるのではないでしょうか。

　ほんの小さいことに感じる、所長からの挨拶・声掛け。実はここにはたくさんの意味があるのです。

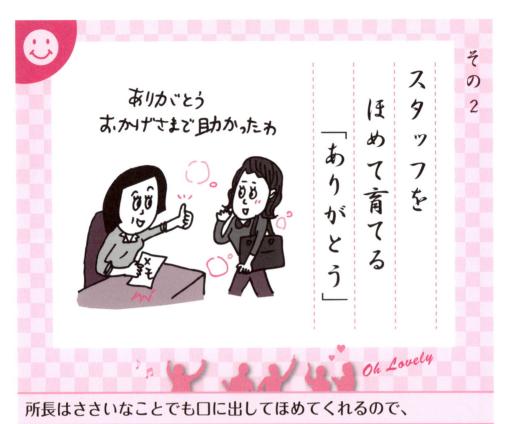

その2 スタッフをほめて育てる「ありがとう」

所長はささいなことでも口に出してほめてくれるので、その気持ちに応えたいという気になります。

　訪問に出かける前、Eさんは所長に「○○先生に伝えることがありますか。訪問の帰りに寄ってきますけど」と申し出ました。すかさず所長は「ありがとう。特にないわ。Eさんはいつもそうやって声をかけてくれるから助かるわ」と返しました。

　昼になると、今度はFさんが訪問から帰ってきて、所長に「今日は川の土手の菜の花がきれいでしたよ」と話したところ、所長は「Fさん、それは私も見たかったな。そういう報告も嬉しいわね。ありがとう」と話しました。

　さらにGさんには、「昼間くれたメモだけど、とてもわかりやすく書いてあったわ。おかげですぐに連絡とれたの」とほめていました。

　所長が不在の日の昼食時。「うちの所長は『ありがとう』をよく言うよね。ここに就職したばかりの頃、あれには少し驚いた」とEさん。すると、他のスタッフもうなずきました。「私も同じ。前の職場ではあまりなかった。元気が出る」。所長がいないときにも「ありがとう」の効果が続いています。

ここがコツ

　スタッフをほめるとか、ほめて育てるといっても、何となくしっくりこない人は多いと思います。なぜなら所長自身、若い頃あるいは今でも、上司にほめられた経験が少ないためではと、筆者の経験からも思います。また、そのせいもあってか、部下をほめるというと、甘やかすとか、注意するのを我慢するなどと勘違いしている人もいるようですが、もちろんそういうことではありません。

💗 スタッフは皆頑張っている

　そもそもスタッフは、一人ひとり何かに頑張っていて、それぞれに得手不得手ももっています。ほめるというのは、よいところを言葉にすること、スタッフには認められたという気持ちが生まれ、マスローのいう承認の欲求を満たすことになります。欲求を満たすことはよい影響を与えることでもあり、第1章4でも述べたリーダーシップの一つです。しかも、所長が言葉で伝えたことにより、スタッフは所長の気持ちがわかったことになり、所長としてのコミュニケーション力が発揮された場面だといえます。

💗 まず「ありがとう」から

　人をほめるといっても、慣れないとどこをどうほめたらよいのかわからないかもしれません。そう、そのようなときは、まず「ありがとう」と言ってみましょう。「ありがとう」は、相手に感謝する言葉ですが、言い換えれば、相手の行いをよいことだと認める言葉でもあるのです。その意味で「ありがとう」は相手をほめる言葉といえ、さらに笑顔とともに言えば、言語的にはもちろん、表情という非言語的な意味も同時に伝わり、効果は絶大です。

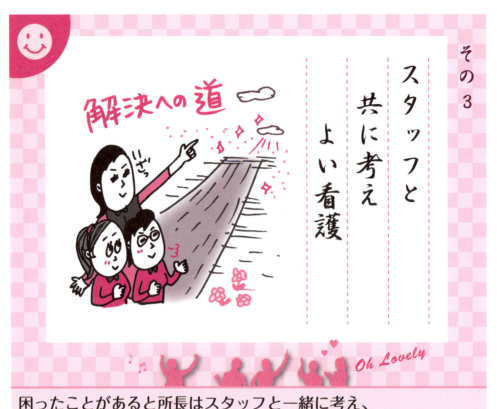

その3 スタッフと共に考え よい看護

困ったことがあると所長はスタッフと一緒に考え、一人の訪問看護師として、的確な助言を与えてもらえます。

　訪問看護からステーションに戻ったHさんとIさんが、何やら話し合っています。脳梗塞後遺症の利用者さんが、デイサービスを休みがちで、訪問看護師や家族が説得しても、なかなか行きたがらないのです。「このまま休んでばかりだと、ADLが下がっていくよね」「デイサービスに行く効果がわからないのかしら？」
　そんなときに、所長が「私も仲間に入れてもらっていい？」と話に加わってきました。2人がその利用者さんのことを話し始めて少し経つと、「ところで、どうしてデイサービスに行きたがらないのかしら」と所長が投げかけました。この投げかけで2人は気づいたことを振り返り、尿漏れを気にしているのではないかという仮説に行きつきました。
　3人で検討後、「では、次回の訪問で、お気持ちを考えながら確認してみます」「所長、ありがとうございました。方向性が見えてきた感じです」と立ち上がりました。所長は、2人のスタッフの経験が浅いため、利用者の行動の背景にある気持ちの変化や、身体と心の両面から総合的に考えることの大切さを学んでほしいと思っていました。

スタッフの2人は、こうしていつも所長からアドバイスをもらっています。所長に相談するといろいろな気づきができ、そのようなサポートがあるから、このステーションで働き続けていけそうな気がしています。

ここがコツ！

❤ よい上司の要素は話しやすさ？

　部下が上司に期待することは、上司が仕事で助言をくれることです。第2章の2で述べたように、部下が思うよい上司の要素について、上司は話しやすさだと思っているようです。ところが、部下は上司に仕事ができる、つまり的確な判断を示すことを期待しているそうです。この違いが面白いですね。

　このことが示すように、ステーションのスタッフも、所長が自分たちの悩みや困りごとについて解決の道を示してくれることを、上司からのサポートだとみなすでしょう。スタッフは忙しい所長に直接アドバイスを求めることをためらっているかもしれません。だからこそ、所長が一緒に考えることを行動で見せることが大切です。

❤ 頼りになる訪問看護師の先輩として

　所長から話しかけられれば、「教えてほしい」と依頼に行かなくても済みます。むしろ、自分たちが困っていることに気づいてくれていたと思うと、見守ってもらえている安心も感じることでしょう。

　そして何よりも、所長は訪問看護師の先輩として頼りになると思うでしょう。これは、自分もいずれこうなりたいという意欲につながり、よい影響を及ぼします。先ほどの場面では、HさんとIさんの会話を耳にしながら、所長自身も利用者への看護を考えていました。所長は一言投げかけをしてから、ケアを考えるスタッフの傍にいました。このようにスタッフと一緒に看護を考えることは、スタッフの考える力も伸ばすのでリーダーシップにもつながることなのです。

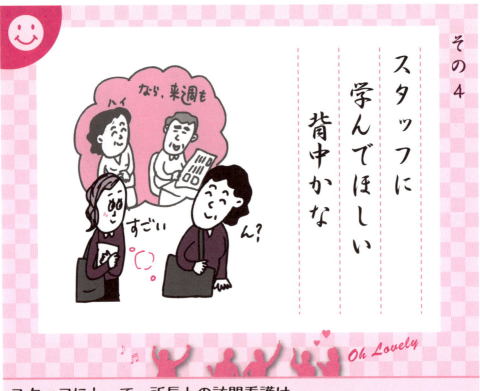

その4 スタッフに学んでほしい背中かな

スタッフにとって、所長との訪問看護は、
さまざまな看護実践を学べる貴重な機会です。

　スタッフのJさんが、所長の訪問に同行しました。その療養者は、独居の高齢者で、周囲に支援者がおらず、地域包括支援センターからの紹介でした。「困ったら救急車を呼べばいい」と、訪問看護の利用にまだ了解できない段階でした。地域包括支援センターの保健師は、何とか訪問看護につなげて生活を変えたいと思っていました。ところが、保健師と自宅を訪れるやいなや、「放っといてくれよ。好きにするから」と不満げな態度でした。

　Jさんは「これでは利用につながらないだろう」と感じ、今日はこれで訪問終了かと思いました。ところが、所長は「突然、お邪魔して申し訳ありませんでした。ご自分で家事なども全部やっておられるのですね。ご立派ですね」と返しました。すると、不思議とそのあとの会話にも応じてくれて、「そうだよ、やってるよ」「俺だって考えているんだよ」「そもそも医者なんて」……などと、だんだんと会話が長くなっていきました。結局保健師と所長とで1時間もその療養者と話をしていたところ、「なら、来週も来たらいいよ」と訪問看護の利用に了解をしてもらえました。

第3章　よい所長はこう育てる！―事例で学ぶ 人材育成のコツ

帰りの車の中で、所長は「まずはその人の気持ちを受け止めるところからよね。誰だって自分の生活リズムを変えられるのは煩わしいもの。とりあえず来週の訪問を承諾してもらえて、よかった」と言いました。
　その後も、Jさんは所長と利用者とのさまざまなやりとりを見たり、訪問後に所長の感想を聞いたりして、「所長って、関係づくりが上手なんだなあ」と感じました。

ここがコツ

♥ スタッフは所長の行動を実際に見て学べる

　ステーションの人材育成の特徴の一つに、所長が直接実践を示せるということが挙げられます。初回訪問や緊急時の対応、そしてエンゼルケアなど、所長がスタッフとともに訪問に行くこともあります。また、退院調整会議やケアカンファレンスなどで、所長とスタッフが同席する場面もあります。このようなときに、スタッフは所長の行動を実際に見て学ぶことができるのです。

　このような場面で、所長が先輩訪問看護師として優れた実践を示すことは、スタッフにとってデモンストレーションの見学のような機会です。そしてその後に、この所長がしていたように、行動の背景にある判断を解説してもらえると、その意味が非常によく理解できます。これはまさに生きた教材ですし、OJTといえます。

♥ 訪問看護には高い人材育成機能がある

　病院では、なかなか先輩看護師の優れた看護を見て学ぶ機会がありません。しかし、訪問看護ではこれが可能なので、筆者は、訪問看護には高い人材育成機能があると考えています。所長が実践を見せることそのものが教育であり、そういう教育の機会があると、自分が成長できると感じて、スタッフは自分のステーションをとても魅力的な職場だと思うでしょう。

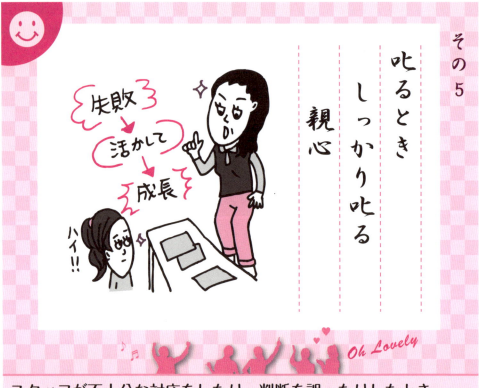

その5 叱るとき しっかり叱る 親心

スタッフが不十分な対応をしたり、判断を誤ったりしたとき、きちんと指摘し、改善・成長に導くのは所長の重要な仕事です。

　朝のミーティングで、昨晩の緊急訪問の報告がありました。ミーティングのあと、所長はKさんを呼んで注意しました。理由は、昨日の日中に訪問看護を振り返った結果、Kさんが行った利用者の状況に関する判断を不十分としたためです。

　昨晩のいきさつはこうです。膀胱留置カテーテルが詰まって尿閉になり、腹痛が生じたため、利用者から電話があって、当番の看護師が緊急で訪問しました。その利用者は、これまでも膀胱留置カテーテルの流出が時々悪くなることがあり、訪問看護のときに流出量や浮遊物などを観察し、それを家族にも伝え、流出量が少ないときの対応方法も説明してきていました。

　そういう中で、昨日の日中に訪問看護を行ったKさんから、特に変化の報告はされていませんでした。ところが、夕方6時になって利用者が腹痛を訴えることとなり、結果的に緊急訪問となってしまったわけです。

　所長はKさんに昨日の訪問の状況を確認し、改めて経過を振り返ると、実はいつもとちがう状況の変化があったようなのです。まず、この数日暑い日が続いたこと

により尿量が減少し、また主介護者である長男の妻が、実母の入院のため昨日はたまたま不在で、利用者の介護は不慣れな長男に頼んでいました。実はKさんはこのことを知っており、いつもより尿量が少なかったのにも気づいていた、とのことでした。しかし腹部の観察を十分にしてこなかったのです。

　所長はKさんに「なぜ夕方6時に腹痛が起こったのか、そして昨日の訪問看護で何をしておけばよかったのか、よく考えて夕方教えてね。こういうことがあると、利用者から信頼を失うのよ」とかなり厳しい口調で言いました。

　他のスタッフもちょっとピリピリしながら聞いていると、最後に所長はこう言ったのです。「Kさん、誰だって失敗はあるの。それをどう活かすかが大事なのよ。このことを活かして同じことを繰り返さないようにすれば、もっと素晴らしい看護師になれるのよ。だから、きちんと振り返ってね。よろしく」。最後に笑顔でKさんの肩をポンと軽くたたきました。

ここがコツ

♥ 看護師としての判断の不十分さをそのままにしない

　Kさんは緊急訪問の数時間前に訪問看護に行きながら、そのときの対応が不十分で、所長はKさんの判断が看護師として不十分であったことをきちんと指摘しました。さらに、Kさんがそのときどうすればよかったのか、自分で考えるよう促しました。

　スタッフは皆成長の途中にいます。それは、誰もがどこかで間違えたり、不適切な行動をとってしまったりする可能性があるということです。そうしたスタッフの成長を助けたいと常に思い、そのタイミングを逃さないように気を配ることが所長には求められるのです。特にこの事例のように、判断が不十分なことが明らかな場面は、むしろ成長のきっかけとして重要ととらえなければなりません。

その5　叱るとき　しっかり叱る　親心

💗 失敗から成長へ、スタッフ育成には責任感と倫理観が伴う

　ノウルズの成人学習理論では、成人は日常に関連したことに学習の動機づけがあり、主体的に行動することが成長の効果を上げるとされ、次のような特徴が挙げられています。

- 大人の学習者は実利的である
- 大人の学習者は動機を必要とする
- 大人の学習者は自律的である
- 大人の学習者は関連性を必要とする
- 大人の学習者は目的志向性が高い
- 大人の学習者には豊富な人生経験がある

［中原淳編著（2006）：企業内人材育成入門、ダイヤモンド社より一部改変、p.39.］

　この理論を用いれば、Kさんの日々の業務における判断の不十分さを主体的に解決することは、訪問看護師としてKさんが成長するために、ぜひ必要であると説明ができます。

　所長は、この場面をそのように受け取って、Kさんに声をかけたのでした。単に失敗に対して反省を促すというだけでは効果は上がりません。根底に、所長のスタッフ育成に対する責任感と、成長の途中であるスタッフを受け止める価値観の多様性、また、たとえ未熟であっても相手を尊重する倫理観が必要です。

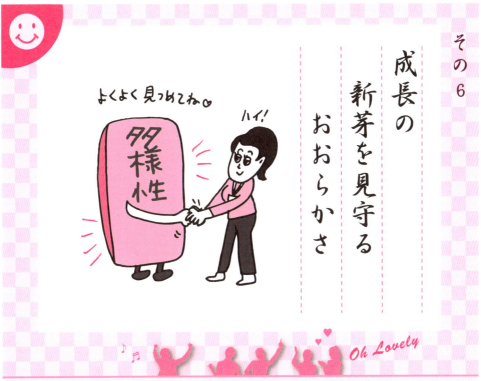

その6 成長の新芽を見守る おおらかさ

所長は改善点に気づいてもすぐに指導するとは限りません。
指導が効果的になる時期をあえて計っているのです。

　就職して3カ月目のLさんが、訪問看護の様子を所長に報告しています。「今日は、利用者の奥さんが『介護は本当に疲れるよ』と言っていたので、頑張ってくださいねと励ましてきました」と元気に笑いながら話すLさん。先輩スタッフのMさんはそのやりとりを聞きながら、「それは違う」と思っていました。Lさんに対するMさんの印象は、元気はいいけれど、人の気持ちを考えるのが少し苦手なようにみえていました。Mさんはもし自分だったら、まず「お疲れになりますよね」と言って、傾聴することから始めるだろうと思いました。しかし、所長は、「そう、わかったわ。ありがとう」とだけ答えました。
　Lさんが退勤したあと、Mさんは所長に「Lさんにはもっと介護者の気持ちに配慮してほしいのですが、どう思われますか？」と聞いてみました。すると所長から「そうよね。あなたもそう思う？」と逆に聞かれ、「私もどこかでそれを指導しようと思っているの。でも、Lさんはせっかく慣れてきたところだし、指導のタイミング

を考えているのよ。それにね、当の奥さんがLさんをどう思っているか、本当のところはわからないでしょう？　だから、今日の場面だけで指導すべきとは判断しなかったの」と所長は言い、さらに「人を育てるときって、ある程度のおおらかさも必要だと思うのよ。絶対だめということもあれば、必ずしもそうではないこともあるのよ」と笑って、パソコンに向かいました。

ここがコツ

💗 そのとき所長はなぜ指導しなかったのか

　Lさんと所長のやりとりを聞いていた先輩の訪問看護師Mさんは、Lさんに所長が指導しないのを少し不満に感じていました。所長もまた指導の必要性を同じように認識していました。それでは、なぜこのとき指導しなかったのでしょうか？

　所長の考えはこうです。「Lさんは訪問看護師になって3カ月目で、訪問看護に出発するときの緊張がいくらか落ち着いてきたような時期。それでも、まだ自分一人でやってきたことや判断したことに自信がなく、先輩や所長に報告して助言を求めている。訪問看護師になって半年くらいまでは、みんなとても不安を感じるから、今はなるべくよいところをほめ、成長を実感してもらうことを目標にしている。利用者も担当交代によって不安定な時期だろう。だから、毎回の訪問看護に対するLさんの不安が軽減する頃に、次の課題として介護者の気持ちを聞くという目標を提示しよう」。

　このように、この日はあえて指導の機会としなかったのは、所長がスタッフに対する指導内容とその指導が効果的になる時期を考え、ひとまず頑張ってきたことに対して、労いの言葉だけをかけることが適切と判断したからでした。

💗 効果的な指導には臨機応変な対応も必要

　最後に、所長が先輩看護師に言っているように、相手にとって効

果的な指導を考えるなら、おおらかにとらえることが重要です。なぜなら、毎回、毎回、指導を受けることは、経験の少ない人からすれば、いつも自分のできないところを指摘されるばかりでだんだんとつらくなってしまいます。そもそも、看護には多様な側面があります。生命や安全を守るために絶対しなければならないこともあれば、その場その場の対象者と看護職の関係に応じた個別のやり方でよいことも実際にはあります。

　改めてこの事例では、おおらかさが必要と言いましたが、言い換えれば多様性を尊重する姿勢が、指導には必要であると理解いただければと思います。

★コラム★　多様性と看護

　多様性という言葉は、マスコミや専門書などでもよく取り上げられるようになりましたが、つい最近では、小池百合子東京都知事が選挙中に、「ダイバーシティ（多様性）」をキーワードとしたことで、さらに注目されました。

　多様性とは、文字どおり多様な性質ということで、それぞれの違いの多さを認め、尊重していくという考え方につながるでしょう。最近では一般企業でも、顧客の多様性、職員の多様性、価値観の多様性など、それらを尊重する考えが広がっています。

　看護では、患者の個別性という言葉をよく使います。これも一人ひとりの患者を尊重することであり、その患者を取り巻く背景や現在の環境等も含め、世の中の多様性を尊重することにもつながります。また、看護師について言えば、たとえば看護師になるまでの経緯も最近は以前よりさまざまですし、働き方にしても、いわゆるワーク・ライフ・バランスの考え方による短時間勤務、夜勤専従など、多様になっています。看護管理においても、これからは多様性を尊重するマネジメントが求められていくでしょう。

　その点では、すでに多様な職員を、多様な勤務形態で雇用している訪問看護ステーションは、先駆的な存在とも言えるのではないでしょうか。

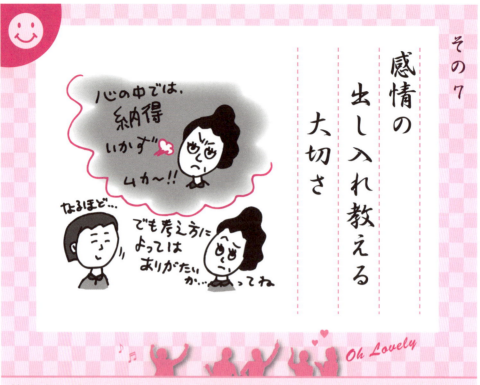

その7 感情の出し入れ教える大切さ

仕事上、時には思っている感情が行動に出てしまうこともあるかもしれません。そんな時は感情をうまくコントロールすることが大事で、所長自ら手本を示すことも必要です。

「あ〜、もう、今日の退院カンファレンス、納得いかなかったわ」。所長は帰ってくるなり怒っています。新規利用者の退院カンファレンスで何かあったようです。

Nさんは、所長と事務スタッフが話しているのをつい聞いてしまいました。どうやら病院では、患者さんが早く家に帰りたいというと、退院指導が不十分なまま、ストマのパウチ交換を本人も家族もほとんど経験せずに退院させてしまうようです。

所長は「そうならそうで、カンファレンスの前に教えてほしかったわよね」とひとしきり怒っていましたが、そのうち「指導ができていない患者さんをそのまま紹介してくるってことは、うちのステーションに任せても大丈夫だって信頼されていることの裏返しだと思うのよ。だから『ご家族も心配しなくていいですよ』と、胸を張って引き受けてきたの」と話しました。今日はカンファレンスだけでなくパウチ交換も見学し、さっそく明日から訪問予定を入れるらしく、「まあ、カンファレンスの場で怒ってもしょうがないし、病院が在宅についてわからない部分があるのも仕

方ないよね。訪問につないでくれただけでも感謝、感謝。それに、一番心配なのは患者さんだもの。あとは腕の見せどころよ」と笑っています。

　所長はときどき、きちんとしていないことがあると怒ります。しかし、腹が立った相手でも不思議と感情的にならず、丁寧に接しているのです。そこがすごいとNさんは思っています。「利用者さんや家族のことを一生懸命考えているのと同じように、周りの人のこともしっかり考えているんだ。だから、病院から依頼がいくつも来るし、よく退院調整看護師さんからも相談があるんだな」。Nさんは所長を見習って、決して雰囲気を悪くしない対応ができるようになりたいと思うのでした。

ここがコツ

♥ 立ち止まって冷静に考えてみる

　仕事をしていると、たまには腹立たしいことや面白くないことがどうしてもあるでしょう。人間ですから、いつもにこにこ笑顔でというのもなかなか難しいものです。しかし、こういった感情を上手く表現できると、自分もストレスが過度になりませんし、周囲に対しても不愉快さや不安な影響を与えずに済みます。

　もしどうしても怒りの感情が沸いてきたら、まず怒っている自分を自覚してみることです。そして、自分が何に怒っているのかを立ち止まって冷静に考えてみるのです。具体的に「その人？　その言葉？　その態度？」と考えてみましょう。

♥ 感情をコントロールして上手に表現する

　周囲の人は感情のままに表現されると、八つ当たりする人とか、怒ってばかりいる人と受け取ります。仮にそんな所長の下では、誰も働きたくないでしょう。安心な職場環境にするためにも、感情を上手にコントロールする方法をぜひ身につけてください。そのことを所長が示すことによって、スタッフも感情をうまくコントロールすることの大切さを学ぶでしょう。

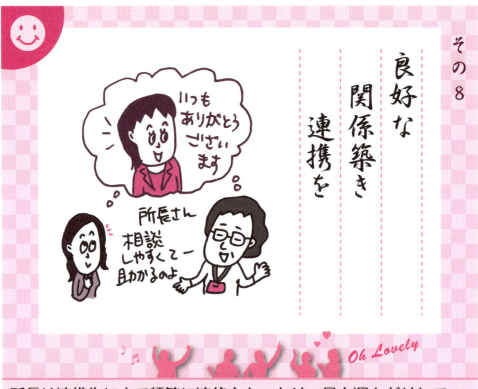

その8 良好な関係築き 連携を

所長は連携先にまで頻繁に連絡をとったり、足を運んだりして、日頃からコミュニケーションを大切にしています。

　「いつもお世話になっています」「先日の会議ではありがとうございました」「遅くなったのでお疲れになったでしょう」と、所長は電話で丁寧に話しています。Oさんは所長の話しぶりから電話の相手が、先週の退院調整会議で、時間が長くかかったケースの担当ケアマネジャーではないかと感じました。

　Oさんは聞きながら、「会議の前にもう少し情報を整理しておいてほしかったわ。そのせいで私たちも遅くなったのだから、わざわざ気配りしなくてもよいのに…」と納得できない気分になりました。

　しかし、Oさんは、いつも所長が連携先と頻繁に連絡を取ったり、訪問のついでに「少しだけ○○事業所に寄って行こうね」と立ち寄ったりする姿を思い出しました。

　Oさんが訪問先で、その事業所のケアマネジャーと一緒になったりすると、「おたくの所長さんは、いつも寄ってくれるから相談しやすいし、私たちのことを考えてくれて仕事がやりやすいのよ」と言ってくれます。「みんなが所長のことを頼りにしているみたい」とOさんは改めて気づかされました。

ここがコツ

❤ 連携先に敬意を払う大切さをスタッフに伝える

　連携先とは、必ずしも考えが一致するわけではありません。たとえばケアマネジャーとは訪問看護の回数や内容、主治医とは薬の処方内容、病院の看護師とは退院準備、といったようにそれぞれ違いが生じます。ところが、この不一致も自然なこととして、どこかで合意点を探します。そこがケアチームとして協働する際にとても大切です。医療や介護の専門職は、誰もみな多忙ですし、組織にはそれぞれのルールや限界もあります。そのような中で合意のために譲り合うのですから、相手に敬意を払うことが互いに信頼し合えるコツです。まさにこの所長は、そのことを実践しているので、その所長の姿はスタッフにもしっかりと伝わるのではないでしょうか。このことはスタッフ育成の意味でもとても大切です。

❤ 日頃のコミュニケーションで連携先との信頼感を醸成する

　相手に敬意を払う、相手を尊重するという倫理観が、相手をまず労うという言動に表れています。先に相手を労えば、相手はこちらの姿勢や考えを知ることができます。こうしたコミュニケーションにより、相手に自分のことを知ってもらい、そのことによって相手の考えも引き出すことができるようになるのです。相手を労うことは、コミュニケーション力を表すともいえます。この事例のように、連携先とのコミュニケーションを日頃から大切にしていれば、周囲もこの所長を尊重していくことでしょう。そして、この所長のステーションだから任せて安心、という事業所全体の信頼にもつながります。こういった信頼感の醸成を伝えるのも人材育成の視点として重要なのです。

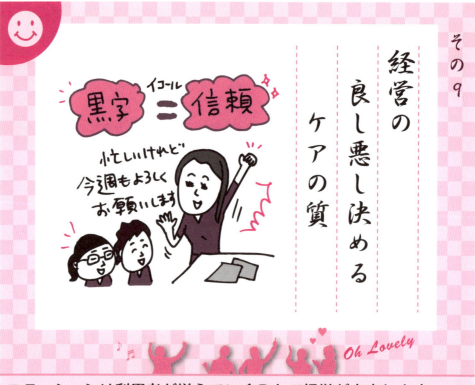

ステーションは利用者が増えていくことで経営が安定します。
利用者に選ばれるためには、提供する看護の質がカギとなります。

　今月は何とか目標の件数を回ることができたので、おそらく単月の収支は黒字。所長は週初めのミーティングでスタッフ全員に次のように話しました。「みんなが頑張ってくれたおかげです。忙しくても新規の依頼を受けてくれたし、特別指示書が出て訪問回数が多くなっても、みんな協力して対応してくれて本当にありがとうございました。ステーションは訪問件数が増えることで収支がよくなります。訪問件数は、住民や関係者の皆さんが私たちを信頼し依頼してくれることで増加します。つまり、収支が黒字になるほど件数が伸びるというのは、私たちへの信頼の証です。まだまだ新規につながりそうな情報もありますので、忙しくて大変かとは思いますが、今週もよろしくお願いします」。

　その後、パートの看護師Ｐさんはこんな質問を投げかけました。「病院には満床というのがありますけど、ステーションにはそういった制限はないんでしょうか？勉強不足で申し訳ないですが、病院とずいぶん違うなと思って」。

　Ｐさんは家庭の事情で病院を辞め、当ステーションには先月就職したばかりで

す。すると所長は「Pさんにはまだ話してなかったわね。ステーションは病院と違ってね、利用者が増えて、看護師が増えて、そうして事業が大きくなって、というように規模が変わっていくものなのよ。困っている住民の方たちはこれからますます増えるでしょう？　だからPさんにも来てもらったのよ。こうして、うちみたいに規模が大きくなるということは、ミーティングで話したように、私たちの看護に対する信頼の証なの。ステーションは看護だけで事業が成り立つのだもの。Pさんも、その一員としてこれからもよろしくね」とPさんに期待を込めました。

　Pさんは「みんなに評判がいいって聞くとやりがいを感じますね。まだ自信はないですが、とにかく頑張らなきゃ！」と嬉しそうに笑いました。

ここがコツ

♥ 提供する看護の質が経営を左右する

　訪問看護ステーションの経営については、すでに第1章でも述べました。看護への信頼の結果として、訪問依頼が増え、事業が拡大すれば自ずと黒字になっていきます。一般にこのことを自覚しているのは所長と一部の看護師に限られることが多いです。

　しかし、事業は働く人が一つの目標に向かって力を合わせることで、成果が大きくなっていくものです。特にステーションは、病院に比べ規模が小さいので、一人ひとりの職員の働きが大きく影響します。つまり、どの職員にも事業の特徴や目標を理解してもらうことが大切なのです。ここに職員育成の意義があります。

　たとえ採用されたばかりであっても、非常勤であっても同様です。そして、事業所の存在意義や周囲からの評価を伝えることで、そこで働く価値が理解され、それが働きがいにつながります。ハーズバーグの2要因論（次頁コラム参照）によれば、働きがいは、多少の忙しさや困難感があっても頑張る力となります。所長は、よい看護とよい収支がつながっていることをぜひ伝えましょう。

9　経営の　良し悪し決める　ケアの質

★コラム★　ハーズバーグの２要因理論

・アメリカの心理学者ハーズバーグ（Herzberg,F.）による理論
・仕事による満足・不満足の要因を説明したもの
・満足・不満足を起こす要因は別々にある
・満足度を高めるのがやりがい、生きがいなどの動機づけ要因
・満足度を下げるものは労働条件や給与などの衛生要因
・労働条件や給与を改善するだけでは、満足度は上がらない
・やりがい、生きがいが仕事の満足度を作る

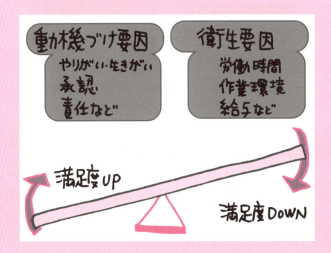

参考文献
・上泉和子ほか著（2013）：系統看護学講座 統合分野 看護の統合と実践１ 看護管理 第９版、医学書院.

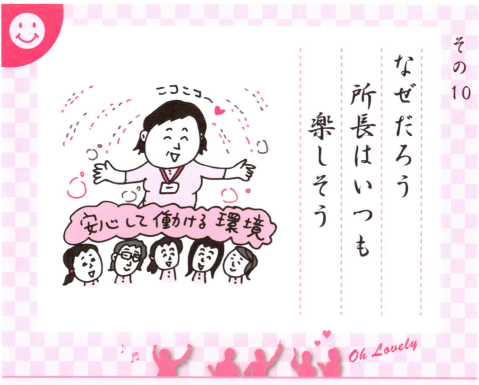

その10 なぜだろう 所長はいつも 楽しそう

所長はいつも明るく元気で、事あるごとに、
訪問看護の楽しさ、やりがいや醍醐味について話してくれます。

　所長は先週末、学会に参加していて、しかも今週は介護保険の認定審査会や地域連携の会議など、いろいろ予定が詰まっているうえに、他の行事予定もいっぱいです。
　それなのに、所長はいつも仕事が楽しそう。今日も朝からにこにこしています。「学会でいろいろ新しいことを聞いてきたから、後ほど改めて報告します。お土産買ってきたから昼食のときにみんなで食べようね」と言って、お菓子をたくさん渡してくれ、あとで学会の内容や会った人たちのことをこと細かにユーモアを交えながら楽しく話してくれました。
　他の事業所の人からも、「おたくの所長はいつも元気だね」とか、「いつも明るいから、こちらも相談しやすいよ」と言われます。利用者さんも、「所長さんはいつもにこにこしているから、所長さんが来るとほっとするよ」と言ってくれます。
　所長がいつも明るく元気にしているから、働いていても安心感があります。心配ごとやちょっとした困りごとなども相談しやすい。そんな所長と一緒に仕事ができると楽しいので、この職場で働くことができて本当によかったと思います。

ここがコツ

💗 訪問看護の楽しさ、やりがいや醍醐味をスタッフに伝えましょう

　所長は職場を代表する存在です。職場のトップがその仕事を好きであり、周囲から見てもそれがわかることは大切なことです。

　なぜなら、所長自身が訪問看護を好きで、自分の訪問看護ステーションをよいステーションだと思っていなければ、スタッフは所長が好きではない仕事をすることになります。そうではなく、所長がこの仕事を好きで、みんなと一緒にやりたいと思っているからこそ、スタッフが集まり、スタッフは安心して働けるのです。

　安心して働ける環境があれば、スタッフはきっとよい仕事をしてくれるでしょう。たとえ未熟な看護師であっても少しずつ少しずつ成長していくのです。そうなれば、ステーション全体としてもどんどんよい方向に発展していくことでしょう。

　もちろん、関係者も楽しそうに幸せそうに仕事をしている所長と一緒に仕事をしたいはずです。逆に、いつも怒っていたり、不満ばかり言う人には、なるべくだったら近寄りたくないのではありませんか？

💗 所長の仕事はたくさんの人を幸せにすること

　所長の仕事は、利用者や家族、スタッフ、ケアマネジャーや主治医、病院や施設、取引業者など、たくさんの人の幸せを創り出すことです。

　そして、その人たちが幸せになると、所長にも幸せとして必ず戻ってきます。そのことをかみしめ、これまで以上に仕事の楽しさ、やりがいや醍醐味を伝え、周りを幸せにしてほしいと思います。そのことが、スタッフ一人ひとりの日頃の訪問看護活動に反映され、ひいては今後の訪問看護の発展につながっていくのではないでしょうか。

第4章
こんな所長になってはいけない！
―事例で学ぶ よい所長への道

その1 「あとにして 忙しいの」と 拒否された

その2 スタッフと 備品はどちらが 大事なの

その3 また出たぞ 何かといえば 人のせい

その4 口ぐせは「わからないのよ みんなには」

その5 「また休み？ 今度はどこに 行くつもり？」

その6 「今いません」電話切られて 残業に

その7 「訪問の 予定を変えて おいたから」

その8 あれこれと 追い討ちかける 月の末

その9 「そうだわね」「それもそうだわ」どうするの？

その10 あの人は 所長も言えない 陰のボス

その1 「あとにして 忙しいの」と拒否された

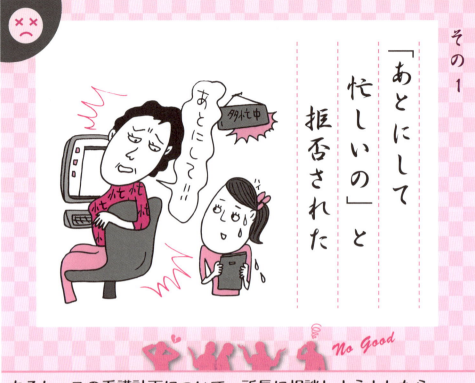

あるケースの看護計画について、所長に相談しようとしたら、「あとにして！ 私今忙しいの」と拒否されました。

　Aさんはある難病のケースの担当になりました。Aさんにとっては初めての経験だったので、一生懸命文献を参考にしながら看護計画を立てました。いくつか悩むところがあったので、今日は所長に相談してみようと思って出勤しました。

　所長は朝から「忙しい、忙しい」の連発でバタバタしており、Aさんはなかなか声をかけることができません。ようやく午後の訪問前に声をかけることができました。しかし所長は「あとにして！　私、今忙しいの」とパソコンに向かってしまいました。

　Aさんは自分が拒絶されたと思い、とても悲しくなりました。わからないことや困ったことがあっても相談できないなんて、この先どうすればいいのだろうと不安になりました。

行動の分析

☑ セルフコントロール(S)

　自分が一番忙しいと思って余裕なく行動していませんか？　これではスタッフの表情や行動など目に入りません。全体に目を配ることもできずに組織をまとめることはできません。

　Aさんにしたような受け答えをしていたら、所長に相談する人はいなくなるでしょう。それに、所長は自分のことばかりで余裕がない、頼りにならない人だと思われてしまうでしょう。

☑ 対人関係(R)

　「あとにして！　忙しいの」と言い捨ててしまうと、声をかけたスタッフのほうは、いかにも追い払われたような、自分が邪魔にされた気分になります。

　そして、自分は所長にとって面倒な存在でしかないような気がする、あるいはそんなに自分が邪魔なら勝手にすればいい、といった反感を感じることさえあります。こんなことではよい人間関係などつくれるはずはありません。

　所長には、確かに所長にしかわからないたいへんな仕事もあるでしょう。それを優先しなければならないときだってあるのもわかります。

　それならば、せめてスタッフの「相談したい」という気持ちには応えましょう。そのうえで、自分の状況を伝えると、お互いの立場を尊重し合ったことになるでしょう。

改善方法

「お仕事リスト」で調整

　優先順位を考えて、あとに回せるもの、ほかの人にお願いするものなど仕事量を調整してみてはどうでしょう。やらなければならないことをメモに書き出して「お仕事リスト」を作り、優先順位をつけてみます。

　その中で、誰かほかの人ができそうなことは思い切って頼み、「お仕事リスト」から外します。こうすると、自分がどのくらい仕事を抱えているかを客観的に見ることができますし、ほかの人も所長の仕事の状態を見ることができます。

　自分を客観的に見ることは、セルフコントロールの第一歩です。書き出したリストを一緒に見ると、意外にスタッフが「私がやりましょうか？」と言ってくれるかもしれません。

　思い切って「お願い！」とスタッフに頼むのも重要な管理能力です。これ以上は余裕がなくなる、という自分の限界を知っておき、その前に調整することが大切です。

別の提案をする

　皆さんに相談してくるスタッフは、悩んで困っているのです。切羽つまっているかもしれません。ですから、きちんと聞いてあげてください。どうしてもそのとき時間がないのなら、相談を受けられる別の日程を提案するのもよいでしょう。

　このとき、「相談は何についてかしら？」と概要だけでも尋ねておくと、スタッフは「困っている事柄だけは所長に伝えられた」と感じますし、所長も次の相談のときまでに多少の準備ができますね。

　ただ、相手の申し出に応えられないときには、「ありがとう」「ごめ

んなさい」「申し訳ないけど」という言葉を使うと、印象が大きく変わります。

　これは「申し出をしてくれた相手に対する承認」「応じられない自分の気持ちの自己開示」「そのうえで別の提案」というプロセスとして、アサーティブコミュニケーションの基本だからです。対人関係を円滑にする魔法の言葉だと思って使ってみてください。

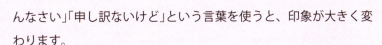 相談は必ず受ける

　スタッフから相談概要を聞いて「これなら所長の私じゃなくたって、主任でいいじゃない」と思う内容のときもあるかもしれません。前の項で述べたことと同様ですが、それでもスタッフは「所長に聞いてもらえた！　よかった」と満足してくれるのではないでしょうか。

　一度受けたあとで、相談相手として自分よりもほかのスタッフが適任だと判断すれば、その人にお願いすることにしてもよいでしょう。

　ただ、スタッフには「私より○○さんのほうがよいアドバイスができるかもしれないから、○○さんに相談するのはどうかしら？」と、同意を得てください。

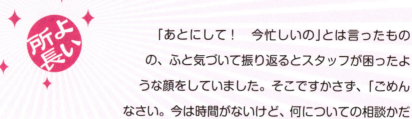

「あとにして！ 今忙しいの」とは言ったものの、ふと気づいて振り返るとスタッフが困ったような顔をしていました。そこですかさず、「ごめんなさい。今は時間がないけど、何についての相談かだけでも教えてもらえるかしら？」と返しました。

すると、スタッフが少しほっとしたような表情になり、「受け持ちの利用者さんの看護計画で困っていて……」と答えました。「そう、相談してくれてありがとう、私が時間をとれなくて申し訳ないけど、今日は主任に相談してみてくれる？　ごめんなさいね。主任から私もあとで聞いておくから」と話し、さらに「主任は難病ケアの研修にもたくさん参加しているから、きっとよく相談に乗ってくれると思うわ」と伝えると、スタッフは、「忙しいのにかえってすみませんでした。主任に相談してみます」と笑顔に変わりました。

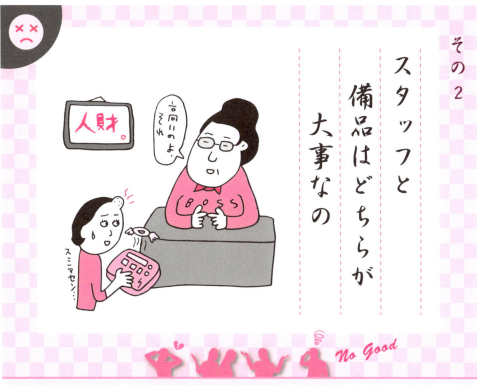

その2 スタッフと備品はどちらが大事なの

Bさんはステーションの備品を破損してしまい、自分もけがをしました。所長に報告すると「高いのよ、それ」とぽつりと一言、言われました。

　Bさんはステーションの備品を片づけようとしたところ、手が滑って床に落としてしまいました。あわてて拾おうとしたため、戸棚の角に額を強打し、こぶができました。その機器は電源が入らず壊れてしまいました。

　これを所長に報告すると「高いのよ、それ」と告げられ、けがについては一言もありませんでした。

　Bさんは、「きっと所長は、自分より備品のほうが大切なのだ」と悲しい気持ちになりました。そして、そのような気持ちを抱えながら事故報告書を書き始めました。ぶつけた額の痛みが気のせいか強くなってきて、書くことにも集中できず、どんどん気持ちが落ち込んでいきます。

行動の分析

☑ 影響力(P)

　スタッフと所長は人間関係で結ばれています。その中で互いに影響し合ってつながっていくのです。特に上司から部下への影響は、職位に伴う影響（ポジションパワー）が加わりますから、同僚同士と異なる影響を及ぼすことがあります。

　この場面でも、同僚に「高いのよ、それ」と言われた場合なら「そうか、いくらくらいなのかな？」といった程度の反応でも、所長に言われると「高価なものを壊して困った人ね」というニュアンスとして伝わり、スタッフにとっては「迷惑をかけてしまった」という罪悪感にもつながります。

　しかも、けがについて何もふれないという所長の行動は、暗黙のうちに「スタッフに関心がない」というメッセージを伝えてしまいます。所長はその職位だけで影響力をもちますから、常にスタッフに関心をもち、気づいたことは言葉にして配慮するようにしましょう。

☑ セルフコントロール(S)

　高額な備品の破損ということで、支出が多くなることやその機器が使用できないことによる業務の支障を考えると、所長が困ったという感情をもつのは当然だといえます。しかし、Bさんの不注意で起こしたこととはいえ、このような対応では物にだけ関心があり、スタッフのけがなどどうでもよいと考えている、と受け取られかねません。スタッフは「私のけがより物のほうが大切なの？」と不愉快な気持ちになるでしょう。こういった感情が蓄積されると、スタッフは「人を大切にしてくれないような所長とはやっていけない」と思い、退職につながる事態にも発展しかねません。

改善方法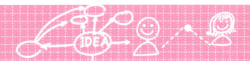

一番はスタッフ

　物はいつか壊れるものです。そして、多くはそれを買い替えれば解決できることです。もちろん非常に高額な物や代替の利かないものもありますが、まずはスタッフの安全を確認することが先決です。当然ですが、スタッフはお金で買えるものではありません。看護師不足は続いていますし、募集しても応募がないこともありますし、新規に採用しても一定水準の訪問看護ができるようになるまで、ある程度の期間が必要です。

　ですから、スタッフは人材というより「人財（＝財産）」だと考えなくてはなりません。そして、きちんと育てれば、皆さんのようによい看護ができる訪問看護師になるのです。

　そのようにスタッフを大事にする所長になれば、きっとスタッフも所長を大切な存在と感じるようになるでしょう。その結果、「所長みたいな訪問看護師になりたい」とスタッフから言われたら、所長冥利に尽きると思いませんか。

人の次に物

　こういう場面ではまず、スタッフの表情や言動を見て、「あなたにはけがはなかったの？」と尋ねることです。そのようにスタッフの身体をいたわり、そのあとにどういう状況で壊れたのか、これからどうすれば同じミスをしないかなどを話し合いましょう。

　なぜなら、今回破損してしまったことは怒っても叱っても取り返しはつきません。むしろ、状況を振り返り、同じことが二度と起きないように対策を考えることが必要です。インシデント・アクシデント報告書も次の過ちを防止するために活かすものです。このよう

に失敗や過ちは、よりよくなるためのきっかけにすればよいのです。昔から「失敗は成功のもと」とは、よく言ったものです。
　ところで、日頃からメーカー（医療機器）の営業さんなどと仲よくしておくと、このようなときに安価で修理してもらえるかもしれません。そういう意味でも、やはり人は財産ですよね。

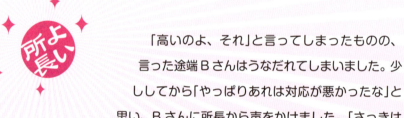

　「高いのよ、それ」と言ってしまったものの、言った途端Ｂさんはうなだれてしまいました。少ししてから「やっぱりあれは対応が悪かったな」と思い、Ｂさんに所長から声をかけました。「さっきはごめんなさい。値段のことなんか言ったりして。それよりあなたは何ともなかったのかしら？」。このように言われてＢさんは「所長はあのとき私のことを備品以下と思っていたのではなかったのだ。こうやって心配してくれるのだから」と、考え直すことができました。

　それから、所長は「申し訳ないけど、状況を詳しく教えてくれるかしら？」ともちかけてみました。もしかすると自分の注意不足を叱られるのかなと身構えたところ、「教えてもらうことで、次に同じことが起きないように対策を立てたいの。あなたの失敗かもしれないけど、それがみんなに役立つから」と話しました。

　そんなふうに言われたので、Ｂさんは気が楽になり、なるべく思い出してみようと考えられました。所長と話し合った結果、保管方法に問題があることに気づき、改善策を実施することができました。

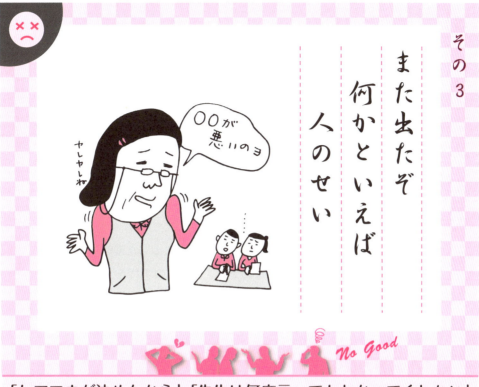

その3 また出たぞ 何かといえば 人のせい

「ケアマネが決めたから」「先生は何度言ってもわかってくれない」「あの事業所の○○が悪いのよ」などと他人のせいにする発言が多くて困ります。そこをうまく交渉するのが所長じゃないの？

　あるサービス担当者会議に受け持ちスタッフCさんの代理で出席する所長。事前にCさんと所長は打ち合わせをし、会議でこれだけは決めておくとよいという項目を挙げました。

　翌日、どうだったかCさんが所長に尋ねると、「ケアマネがこう決めたから」「主治医の先生は何度言ってもわかってくれない」などとほかの人のせいにばかりして、結局看護師の意見は取り上げられなかった様子。「所長のほうがうまく調整してくれると思ったのに……」とがっかりしました。

行動の分析

☑ 対人関係(R)

　仕事をしていくときに、思ったようにことが運ばない場面はたくさんあります。

　この場面でも、サービス担当者会議の中では、所長と他職種間の考えは一致しなかったようです。さらにCさんの「所長なら何とかしてくれる」という期待と、所長の「うまくいかなかった」という思いの間にも、非常に大きな溝があります。こうした違いは対人関係の中ではよく起こることなのです。実はこのずれをきちんと認識し、小さくしていこうとすることによって、互いに理解し合い、協力し合う関係に変わっていくのです。

☑ 影響力(P)

　「相手が悪い」「周りが悪い」という発言は、それを聞いた人にどのような気持ちを呼び起こすと思いますか？　私たちは、言葉として出たことに、自分なりの解釈を加えて理解することが結構多いものです。この場面では、所長の言葉を聞いたCさんが「所長は、自分は悪くないと言いたいのだな」と受け取る可能性があります。

　しかし、多くの場合、自分にも改善点はあるものです。それなのに「相手が悪い＝自分は悪くない」といった発言を頻繁に行うと、部下やほかのチームメンバーに、「責任が取れない人」「頼りにできない人」と映ります。その結果として、「この所長のもとでは、安心して働けない」という気持ちを引き起こしかねません。所長は責任が重く、失敗や反省する困難な状況にたくさん遭遇します。しかし、そういうときに、改めてみんなで考えてみようとする姿勢こそ、物事を前向きにとらえようとする影響を与え、協力者を得ることができるはずなのです。

改善方法

失敗を改善のチャンスとする

　私たちは、思ったような結果が得られなかったとき、その結果を伝えるのをためらうあまり、つい自分の努力したプロセスや弁解を加えて報告してしまいます。このような行動は立場に関係なく誰もがとりがちなものです。この場面とは逆に、皆さんが部下から事故や苦情の報告を受けるとき、もっと簡潔明瞭に話してほしいと思ったことはありませんか。

　事実を事実として伝えることは意外に難しいことです。しかし、原因や誘因を分析し、その失敗を次に活かすには、客観的に考える訓練が必要なのです。ですから、この場面のように、自分が「うまくできなかった」と思う場面こそ、自分の成長のきっかけであり、スタッフとともに、失敗を客観的にとらえ、改善につなげるたいへん重要なチャンスだと考えてください。

　この場面のように、失敗を周囲のせいにしていると改善はありません。しかし、自分を振り返って考えること、つまり失敗の当事者の立場で考えることができれば、それだけで所長として成長しているといえるのです。

スタッフの気持ちを共有する

　この場面では、Cさんは所長の行動に期待して、よい結果を心待ちにしていたと考えられます。ですから、期待と異なる結果を聞いてCさんは落胆しました。ただ、この落胆は、結果についてだけでなく、報告のときの所長の行動にも原因があると考えられます。まるで自分には責任がないかのような言動に、Cさんはがっかりしてしまったのではないでしょうか。

そこで、スタッフの表情やしぐさから推測される気持ちを言葉にしてみることをおすすめします。たとえば「ごめんなさい。がっかりさせちゃったわね」と、言葉にしてみると、「所長は私の気持ちをわかっている」と思うでしょう。その気持ちの共有があってこそ、一緒に次の対策を考えようという関係に発展するのです。

よい所長

　所長は思ったようにサービス担当者会議が進まなかったので、つい弁解気味に内容をCさんに伝えていると、だんだんとCさんの返事の声が小さくなり、顔もうつむいてしまいました。その様子を見ていて、ふと気がつきました。自分はうまくいかなかった理由を説明しているつもりだったけれど、Cさんはきっとがっかりしているだろう、と。そして、思い切って言ってみました。

　「Cさん、がっかりさせちゃって、ごめんね。Cさんとよく相談して、もう1回ケアマネさんや主治医の先生に話してみようと思うの」

　すると、Cさんは顔を上げて、「いいんですか？　でも所長忙しいのに……」と返事が返ってきました。「私も今回の失敗を取り返したいし、何よりも利用者さんのために、受け持ちのCさんの意見をチームの人にもっと伝えないといけないと思うから」と所長が話すと、Cさんはさらに明るい表情になって「わかりました。私もがっかりしないで、所長みたいに前向きに考えますね」と元気な声で話したのでした。

その4 口ぐせは「わからないのよ みんなには」

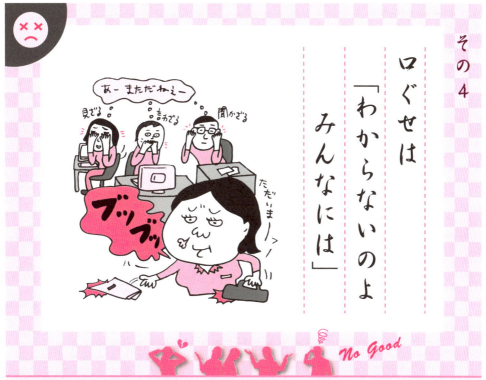

母体病院の運営会議から戻った所長。「あー、嫌になっちゃう」「みんなには私の苦労なんてわからないのよ」などと話しています。聞いていたスタッフたちは「あー、また言っているよ」と思いました。

　毎月1回母体病院の運営会議に出席する所長。会議の何日か前から「みんなにはこの苦労はわからないでしょう」「誰もわかってくれない」「私だって頑張っているのに」とブツブツ言っています。

　当日会議が終わって戻ってくると、再び「あー、嫌になっちゃう」「みんなはいいわよ、こんな苦労しなくていいから」などと言い出しました。聞いていたスタッフたちはもううんざりです。「あー、また言っているよ。一番偉いんだから仕方ないと思うけど。そんなに苦労が多くて嫌なら、辞めたらいいじゃない」とさえ思ってしまいました。

行動の分析

☑ 影響力(P)

　所長はつらいことも多いし、苦労だって多いでしょう。実際なってみなければわからないことも多いでしょう。スタッフだってちゃんとわかっています。とてもたいへんなのだろうなと思って、皆さんのことを見ているはずです。

　しかし、このように何度も「私の苦労なんてみんなはわからない」と言っていると、今の立場が不満なのだと思われてしまいます。そして、スタッフは「きっと私たちのことも不満なのよ」とさえ考えてしまいます。

　そのような人がトップにいると、スタッフのやる気までなくなり、職場全体の士気が下がります。頑張って働いているスタッフも、そんな所長の姿を見たら辞めようと思いますよ。

☑ セルフコントロール(S)

　所長はスタッフにとって最も頼りになる存在でなければなりません。それなのに、所長の役割として当然の会議が嫌だからといって、スタッフに「あなた方にはわからない」「みんなはいい」と言うのは、自分のストレスを違う形で発散する適応機制（防衛機制）と考えられますが、そのことから考えると、攻撃であり、転嫁であったりします。

　自分がストレスに対応できず、自分の行動をコントロールできないために、こうした行動をとってしまったのでしょうが、所長としていかがなものでしょうか。

改善方法

スタッフの前で何度も愚痴を言わない

　確かに、組織のトップは1人ですから、ほかの人にはわからない苦労は伴います。だからスタッフには、所長の苦労が本当にはわからないかもしれません。でも、「所長はたいへんだな」とは思っているはずです。スタッフを攻撃してしまうほどストレスをためる前に、少しずつストレスを発散するようにしましょう。音楽、運動などを活用するのもいいですね。

　また、自分の苦労の多さを、このような言い方でスタッフに話しても、相手を不愉快にさせるだけです。つらさを強調してアピールするのは逆効果だといえます。ただ、ストレス発散のためにどうしても言いたいときは、所長仲間や仲のよい友人などに聞いてもらうようにしましょう。そのような愚痴をこぼせる友人は大切です。

苦労をやりがいのあることと思おう

　ストレスマネジメントには、発想を転換してみることも効果的です。「この苦労がいつか嬉しいことになって返ってくるはず」「こんな経験は私にしかできないぞ、ラッキー！」「この苦労が私を成長させているのよ」と考えられるようになると、気持ちが楽になりますよ。

　所長という職位についても同様です。トップに立つ者の苦労はつらいけど、面白いし、やりがいがあると考えるのです。スタッフにアピールするのならこのように前向きな姿勢を見せると、皆さんのあとを目指す人が出てくるかもしれません。

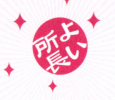

所長は、いつもは会議の前についつい愚痴の独り言が多くなっていました。しかし、今回は「愚痴ってばかりだと、スタッフにもいやな気分が伝染しちゃうかもしれない」と考えることができました。そこで、残業しているスタッフに、「ついつい苦手な仕事をしていると愚痴っぽくなっちゃうから、少し外で深呼吸してくるね」と言って、事務所の外に出てみました。

駐車場で深呼吸をしながら事務所の中を見ると、スタッフが記録や電話連絡などをしているのが見えました。ふと思い出すと、3年前に所長になったとき、自分はもっとわからないことが多かったし、利用者も少なかった。その頃に比べれば制度やほかの事業所のことも徐々にわかってきたし、こうして多くの利用者やスタッフに集まってもらえたのも、この会議のストレスが私をたくましくしてくれたからなのかもしれない。そうと思うと、何だか普段は嫌な会議も、少しはよいもののように思えてきました。

事務所に戻って「さあ、また資料作り頑張るぞ！」とスタッフに声をかけると、「コーヒー入れておきましたよ。甘いものも一緒にどうぞ」と、チョコレートを持ってきてくれました。愚痴をこぼすのをほんの少し我慢して深呼吸したら、愚痴がコーヒーとチョコレートに変わりました。気持ちを切り替えると、違うものですね。だから、これからも今回のように上手に気分転換しようと思いました。と同時に、自分を気遣ってくれるスタッフがいることに改めて気づかされたのでした。

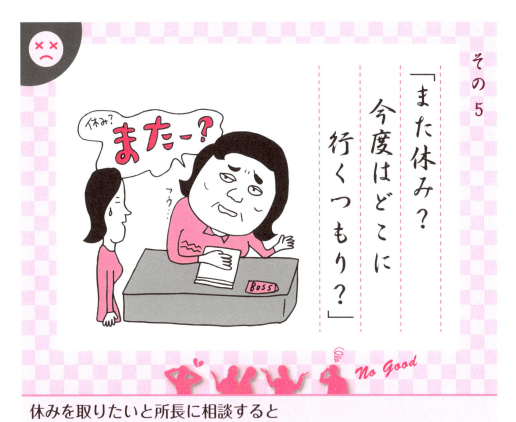

その5 「また休み？ 今度はどこに 行くつもり？」

休みを取りたいと所長に相談すると
「また？ 私なんて全然休んでないんだから」と言われました。

　Dさんは3人の子どもをもつ非常勤の訪問看護師です。これまでも子どもの受診や学校のPTAで時々休むことがありました。

　新学期になって、Dさんは子どもたちの家庭訪問の日程が決まったので、所長に休みを取りたいと頼みました。すると「また？　私なんて全然休んでないんだから」と言われてしまいました。子どもの家庭訪問があることを伝えると、ブツブツと嫌味を言われましたが、休みはもらえることになりました。

　Dさんは、「休みの希望を言うたびに、こんなやりとりをしなくちゃいけないなんて嫌だな。こっちだってみんなに迷惑がかかるから、心苦しく思っているのに」と悲しくなりました。

行動の分析

☑ 管理(M)

　管理の中でも、人(スタッフ)については最も重要で、かつ最も難しいといえます。特に、看護の職場では、看護というサービスを受ける(買う)側、つまり利用者はもちろん「人」ですし、看護を提供する(売る)側も「人」ですし、何よりもサービス(商品)である看護が看護師という「人」から生まれるのです。ですから、安心して働ける職場環境をつくることが重要で、提供者である看護師が不安定になって、提供する看護(サービス)に負の影響が出ないようにすることが必要です。

　確かに急に職員が休むと、サービス提供のためにどのように看護師を配置しようかと管理者ならば困るでしょう。この場面では、Dさん以外のメンバーで、その日の利用者に適切な看護が提供できるかを検討すべきです。職員が休むことについてではなく、その日にサービスが適切に提供できるかどうかが、ここでの管理の本当の課題であり、それを考えるのが管理者の役割なのです。

☑ 問題解決思考

　この場面にある本当の管理の課題が、サービスを適切に提供できるかどうかであると述べましたが、Dさんの場合、休みを取ることは仕事と家庭を両立させるために必要なことなのです。つまり、この問題を解決するための行動は、その日のサービスと看護師の配置を考えることになります。

　このとき所長は、スタッフの配置を新たに考えることが面倒だったので、嫌味を言ったのでしょうか。それとも、自分だって休みたいのに休めないといったジレンマをDさんにぶつけてしまったので

しょうか。いずれにせよ、Dさんにそれをぶつけても本当の問題の解決にはなりませんね。問題を解決できないばかりか、嫌な感情を残してしまい、Dさんにとって安心できる職場といえなくなってしまったかもしれません。

☑ セルフコントロール（S）

職員配置を新たに考えることも、自分が休みたいのに休めないことも、所長にとってはストレスなのでしょう。だからといってスタッフを攻撃しても何の解決にもなりません。このように、自分のストレスを違う形で発散しようとするのを適応機制（防衛機制）といいましたね（P.94参照）。この場面は、適応機制の中でも「攻撃」「転嫁」などと分析できると考えます。

適応機制については、おそらく基礎教育の心理学やコミュニケーションにおいて学習していると思います。そのときは対象である患者を理解するために必要なこととして学んだとは思いますが、自分自身を客観的に見ようとするときにも役立つものです。

適応機制については、短い時間でよいので一度復習しておくとさまざまな場面で使えると思います。

改善方法

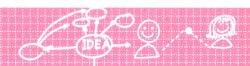

休みの申し出は希望としてとらえる

スタッフが休みを申し出たら、まずは聞きましょう。同じ年代の子どもをもつスタッフが多い場合、家庭訪問、運動会など行事が重なり、休みの希望も重なることもあります。また、病気など突発的な休みもあるでしょう。スタッフ間でも有給休暇の消化率に差が出

ることもあるでしょう。

　そのようなとき、所長はサービスが適切に提供できるかどうかという調整を課題として投げつけられるのですから、多少のストレスに感じるのは仕方のないことでしょう。だからといって、スタッフを攻撃して問題が解決するわけではありませんから、感情的にならず、希望は希望として受け取りましょう。

　そして、そのときにすぐに承諾できない場合は、いったん保留にして、「少し時間をくれる？　訪問を調整できるか考えてみます」と答えてみてください。

 みんなで対策を考える

　組織は「人」が一つの目的のもとに集まったものです。職場にはよい訪問看護をしたいとスタッフが集まっているはずです。また、スタッフはそれぞれ、育児・家事・介護・ステップアップのための勉強、趣味活動など、仕事以外の課題もいろいろともっているのです。

　そして、みんなある程度休暇を取りながら仕事を続けたいと思っているでしょう。有給休暇はみんなが同じように消化できるとよいのでしょうが、なかなかうまくいかないものです。急な調整が必要なときは、スタッフなりのアイデアや工夫を引き出してみてはいかがでしょうか。

　「みんなお互い様だから、○○さんが休めるように、知恵を貸して」と提案してみてください。こうして小さなことから職場全体のことを考える機会を設けると、スタッフの管理能力まで鍛えられますよ。

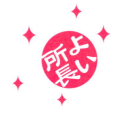

　このような場面があってから、しばらく経ったある日、所長は事務員から次のような報告を受けました。「休みを取ると迷惑をかけるから仕事を辞めようか」とＤさんがほかの看護師に相談していたということです。さらに、聞き役の看護師まで「うちも来年は学校の役員で休みをいっぱい取らなきゃならないから、考えちゃう」と言っていたそうです。この話を聞いて所長はびっくりしました。どちらも３年以上のベテランの非常勤職員で利用者から評判がよい看護師でした。辞められたらたいへん！

　そこで所長は考えて、次の週のミーティングで話しました。「皆さんも家庭や学校のことで休むこともあると思います。そういうとき、これまでは私が調整をしてきました。だから時々ほかの仕事も重なったときに、きつい言い方になってしまったのを謝ります。ごめんなさい。そこで、皆さんにも力を借りたいのです。お互いに休めるようにするにはどうすればいいか、アイデアを出してくれませんか」

　そのとき聞いていたスタッフには、目立った反応はありませんでした。しかし後日、Ｄさんからこう話しかけられました。「みんなで相談すれば、所長も休めるかもって言ってたんです。だって、所長が倒れたら、私たち困るし……。私たちでは頼りないかもしれないけど……」。それを聞いて、少しはみんなの頼りになっているのかと考え、「所長って、思っていたよりいい仕事かも」と思ったのでした。

その6 「今いません」電話切られて残業に

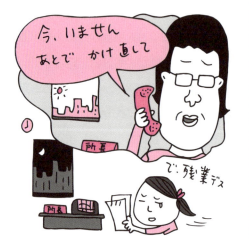

EデイサービスのFさんからGさん宛に電話がありました。Gさんは訪問中で不在だったのですが、電話を受けた所長は「今、訪問でいません」と話し、Fさんにあとでかけ直すように言って切ってしまいました。

　今日中に会議の資料を作ってしまいたい所長。しかし、電話対応で中断されてばかりです。そこへまた電話がありました。EデイサービスのFさんからGさん宛のものでした。電話に出た所長は「Gは今、訪問でいません。夕方しか戻りませんから、かけ直してください」と用件も聞かずに切ってしまいました。

　Gさんが夕方訪問から戻って記録していると、Fさんから電話がありました。そして、「本当は昼間のうちに連絡したかったのですが……」と、Gさん担当の利用者のことでの相談でした。その電話のあと、Gさんは、その利用者の家、主治医、ケアマネジャーと、次々に電話をすることになって、残業となってしまいました。

行動の分析

☑ 対人関係（R）

　訪問看護では、新規の相談、利用者からの緊急の相談、他の事業所からの連絡など、大部分が電話で行われます。電話は、表情やしぐさといった非言語的コミュニケーションが伝わらないため、話し方で印象が大きく異なります。つまり、声の大きさ、高さ、話す速さによってその違いが現れるのです。ですから、電話の対応はある意味では対面しているよりも難しいともいえます。特に初めて電話をかけた人にとっては、電話での対応の善し悪しがサービス全体の印象になってしまうのです。

　また、相手は何か用事があって電話してくるのですから、担当者が不在でも、相手を尊重して関係づくりをすることが必要です。電話だからこそ、相手を気遣ったり、感謝したりする気持ちを言葉にする必要があるのです。このように対応すると、相手から信頼され、よい関係に発展するでしょう。

☑ 影響力（P）

　この日の所長は会議の資料作りで忙しかったのかもしれません。ですから、デイサービスからの用件をGさんに代わって受けるだけの余裕がなかったのかもしれませんね。確かに所長の業務は非常に多く、しかも複雑でしょう。しかし、所長だけがたいへんなのではないのです。一人ひとりのスタッフはその人なりに、就職して1カ月目の人しかり、ベテランしかり、皆それぞれにたいへんさを抱えているのです。

　所長は業務が多くて複雑だとはいえ、それに対処できると評価されたからこそ、その職位にいるのです。部下からは「所長はたいへん

と言うけど、その分手当をもらっているはず」と思われかねません。

「忙しいから」「Gさん宛の電話だから」を理由にして、夕方かけ直すようにだけ言って切ってしまうと、次のような影響が出るおそれがあります。それは、自分の担当以外の仕事は手伝わないという風潮です。このような影響が広がると、事業所全体が互いに助け合うことができない組織になってしまいます。

結果的には所長の自分に対しても誰も協力しなくなるかもしれません。自分のしたことはいずれ自分に返ってくるということを忘れないようにしましょう。

改善方法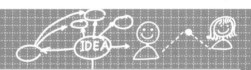

電話対応で見える姿勢

電話の向こうはいつでも大切なお客様と考え、相手に不快な思いをさせないように丁寧に受け答えをしましょう。ましてや、所長は部下への影響力をもっているのです。自らがよい接遇のモデルというくらいの気持ちになってください。

担当者が不在ならいきなり切らずに、折り返し連絡すると伝えたり、用件だけ聞いておくなどの対応をしましょう。たとえば、「お急ぎでしたらGに連絡をとって、折り返しお電話を差し上げましょうか？」とか、「私でよろしければ伺いましょうか？」などと、対応するとよいでしょう。

電話の相手との関係を大切にしている所長の姿は、部下にとっては周囲の人も職員のことも大切にしてくれるように見えるはずです。そうなると、部下もきっと所長を助けてくれて、チームワークのよい事業所になっていくでしょう。

電話対応が営業

　電話で対応するときに、わかりやすく、そして親切な印象をもたれるように対応すると、電話をした相手からは信頼できる人ととらえられます。このような印象は、相手がいざ訪問看護を依頼したいと思ったときに活かされます。

　つまり、よい電話対応によって信頼を生み、それが評判となって次の利用者の依頼につながるのです。ということは、電話対応が利用者獲得のための営業のようなものです。事業として訪問看護を行っている私たちが、多くの利用者に選ばれるということは、信頼される看護をしている証（あかし）なのです。ましてや所長から率先してよい対応ができなくてはなりませんね。

　よい訪問看護をもっとたくさんの人に利用してもらえるように、今日も笑顔で電話に出ましょう！　ちなみに「テレビ電話でもないのに笑顔？」と不思議に思うかもしれませんね。しかし、人は笑顔のときには自然に声も高くなり、電話の相手には明るい印象として伝わります。

　たとえ見えていなくても、笑顔で対応することが大切です。電話なのに「よろしくお願いします」とおじぎをする人がいますが、それくらいの気持ちでよいのではないでしょうか。

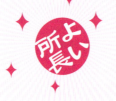

　所長自身も夕方遅くまで会議の資料を作っていたのですが、Gさんの夕方からの電話対応については、昼間のデイサービスの件だとうすうすわかっていました。しかし、所長も昼間は資料作りの見通しが立たず、気持ちに余裕がなくて、つい電話の対応を面倒に感じてしまっていたのでした。結果として、Gさんにしわ寄せが行ってしまい、残業になっているのもわかっています。

　そこで、思い切ってGさんに次のように話しかけました。「遅くなっちゃったわね。利用者さんは大丈夫？　昼間に私が対応しておけばよかったのよね。ごめんね。今からでも手伝えることあるかな？」と。そうすると、最初は少し不満そうな表情で聞いていたGさんでしたが、「でも、所長だって会議の資料作り、終わってないんですよね。それは、昼間携帯に連絡してくれたほうが早かったかなとも思いますけど、所長も電話がたくさんあって、忙しそうだったって事務員さんも言っていましたよ」という返事が返ってきました。

　いくら所長でも、いつも完璧とはいきません。「しまった」と思ったら、早めにその気持ちを伝えたほうが、周りも協力してくれるはずです。

その7 「訪問の予定を変えておいたから」

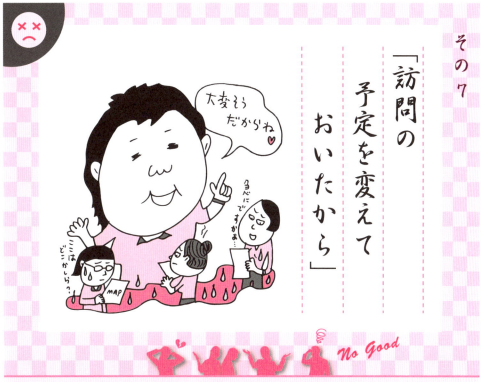

No Good

朝スタッフが出勤すると、訪問予定が大幅に変更されています。何かあったのかと思ったら「たいへんそうだから予定を変えた」と所長。突然変えられても困るんです。

　朝スタッフが出勤すると、訪問予定が大幅に変更されていました。「何かあったのかしら」とスタッフが小声でやりとりをしていると、「このところ忙しさに偏りが出てたいへんそうだから、みんな同じようになるように予定を変えたの。こうすれば、全員3件で、記録もゆっくりできるでしょう」と、満足そうに所長が言いました。

　よく見るとあまり訪問したことがないケースが割り振られていたり、移動距離が遠い組み合わせになっていたりと、スタッフとしてはあまり嬉しくないものでした。いろいろと考えてみましたが、結局、元の予定に戻すことになりました。

　「突然勝手に変更しないでほしいよ。所長の考えと、私たちの働きやすさはかなりずれているんだよ」と、スタッフたちは思いました。

行動の分析

☑ 対人関係(R)

　所長は、スタッフが少しでも楽になるようにと思い、予定変更したつもりでした。ところが、スタッフにはその所長の気持ちが伝わらなかったようですね。

　所長は、スタッフ間で業務の不公平がないように、そして記録の時間をゆっくりとれるように、と考えたのですが、スタッフにしてみれば、不慣れなケースが割り当てられ、移動距離が遠いなど、とても働きやすいとは思えなかったのです。

　この場面に表されるように、とかく上司と部下では、同じものを見ていても違って見えているものです。このように対人関係の中にある、立場の違いは意識しておく必要があります。それを忘れてしまうと、自分とスタッフの間のずれがどんどん大きくなる危険がありますから、気をつけてください。

☑ 管理(M)

　このときの所長は、スタッフ全体の業務量を調整することが管理者の役割だと思っていたのかもしれません。結果的にはスタッフがスケジュールを元に戻す手間が増え、逆に無駄な業務をつくってしまいました。

　確かにスタッフの配置を考えることは人や時間の管理ですから、悪いことではありません。ただ、自分が全部やることが管理ではないのです。むしろ、部下の自律を引き出し、裁量権を与えることが、スタッフの自発性や積極性を育むことにつながります。スタッフが成長できる環境をつくることこそが管理なのです。

　このようなときは、スタッフの業務量の偏りが気になり、その負担を軽減したいと思っていることをまず伝えます。

改善方法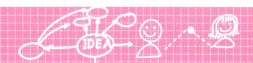

まずは自分の考えを話す

　予定を変更してしまう前に、「訪問件数の偏りがあってたいへんに見えるから負担の軽減を考えたい」という所長の考えを伝えるとよかったですね。

　この場面のように、まじめな所長ほど、自分が全部やらなくてはならないと考えて、ついついやりすぎてしまうことも少なくありません。ところがスタッフから見ると嬉しくない結果になってしまうこともありがちです。

　改善や変更を行うのであれば、まず考えを伝えることからはじめましょう。「私は〜に変更したいと思います。それは〜だからです」と、目的や、それを考えた根拠、背景などを同時に説明し、具体策についてはスタッフと一緒に考える方法をとるとよいでしょう。

　所長の考えをスタッフに伝えることは、組織の方向性を示すことになり、だからこそスタッフが力を合わせられるのです。組織の責任者には、自分の考えをわかりやすく伝える力が求められることがわかりますね。それが苦手と思った人も大丈夫です。苦手と思った瞬間からそれを克服する道を歩み始めているのですから。

スタッフの考えを聞く

　所長が訪問予定を変更したいのは、自分たちの負担軽減のためだったのだとわかったら、スタッフはどのように反応するでしょうか。「所長は自分たちのたいへんさに気づいていた」「自分たちのことを心配している」と思うのではありませんか。

　また、それについて意見を聞いてくれると、スタッフは自分たちを尊重してくれる所長だと感じるのではないでしょうか。そうなる

と、スタッフはもっと意見を言えるようになり、意見を伸び伸びと言える職場は、新しいアイデアや活気が溢れてくるものです。
　普段からこのように活発な意見交換ができる関係だと、所長がスタッフに課題を与えるときも、「あなたのよいところを伸ばしたいと思って言うけど、〜するともっといいと思うの」というように、アドバイスしやすくなりますよ。

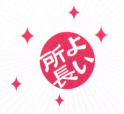

　スタッフみんなが訪問予定を元に戻すのを見ていて、所長はがっかりしてしまいました。「せっかく自分がよかれと思ったのに」「スタッフの気持ちがわからない」とも思いました。そのときふとあることを思い出したのです。そう、自分の考えを伝えるのが苦手なところがあるのでした。
　そこで、このようなときこそ自分の気持ちを言葉にしようと、深呼吸をして言いました。「みんな聞いて。みんなの負担を軽くしたいと思って変えてみたけど、あまりよくなかったみたいね。これを機会にみんなにとって負担を軽くする方法を考えたいから、夕方のカンファレンスのとき、みんなの意見を聞かせてください。一緒に話し合いましょう」。
　すると、一番元気なスタッフの1人が「所長の気持ちはありがたいですけど、ちょっと私たちが思うのとは違う感じでした。でも所長が一緒に考えてくれるなら、夕方までに考えておきますね」と言ってくれたので、みんなの表情も明るくなり、「それでは行って来ま〜す」と、いつもより大きな声をかけながら、訪問に向かってくれました。

その8 あれこれと 追い討ちかける 月の末

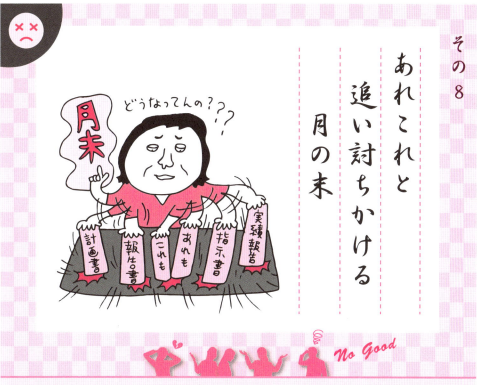

月末の忙しいときに「計画書、報告書出したの？　情報提供書は？　指示書のお願いしたの？　間に合うの？　レセプトもあるのよ！」と所長。そんなに追い討ちをかけないでほしいよ。

　月末になりました。Hさんたちスタッフは残って提出書類の作成や実績確認をしていました。

　そこへ所長がやってきて「もう月末よ！　計画書、報告書出したの？　情報提供書は？　指示書のお願いはしたの？　ケアマネに実績報告はどうするの？　間に合うの？　もう何日もないのよ。レセプトだってあるんだから！」と追い討ちをかけるように言いました。

　スタッフたちは「そんなのわかってるのに！　だから残って必死にやってるんじゃない。焦らせないでほしいよ」と思いました。

行動の分析

☑ 影響力(P)

　上司は部下に対してポジションパワーといって職位の差からくる影響力をもっているのです。ですから、上司の言動はスタッフに大きな影響を与えます。スタッフみんながやらなければいけないとわかって行動しているのに、そこで所長までもが焦るような行動をとると、スタッフをさらに煽(あお)る形となり、スタッフはますます焦ってしまいます。

　そればかりか、自分たちは忙しい時間をやり繰りして間に合うように頑張っているのに、所長はわかりもしないで、と嫌な気分になることもあります。最後にはせっかく頑張っていたのにやる気をなくしてしまうことさえあるのです。

☑ セルフコントロール(S)

　所長がスタッフを嫌な気持ちにさせるほどあわててしまったのはなぜでしょうか。それは自分の気持ちを落ち着かせられないものがあったからでしょう。書類やレセプトの業務が期日までに終わらなければどうしようという不安がストレスになっていたと分析できます。

　そのストレスを別の方法で解消することができないために、スタッフを攻撃するような行動に出てしまったのだと思われます。

改善方法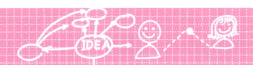

自分は影響を与える存在だと知ってスタッフをほめる

　たとえ焦っていても、所長である自分があわててしまうとどのような影響が出るのかをいつも意識してください。「自分が怒ると…」「自分が落ち込むと…」も同様です。反対に「自分が笑うと…」「自分が元気だと…」も同じ効果を生みます。自分が影響力をもつ存在であることを知っておくことが、所長には必要だといえるでしょう。

　たとえば、たくさんの書類を作成しているスタッフの頑張りをほめましょう。「遅くまでご苦労様。大丈夫？　終わりそう？」などと声をかけ、適宜進行状況を見て、訪問予定を調整し、特に非常勤のスタッフはなるべく時間内に作業を終えられるよう配慮しましょう。

　このように、影響を与える存在だからこそ、所長の「この仕事が好き」「利用者の役に立ちたい」といった思いもスタッフに影響を与え、所長を目標として頑張ってくれる後輩に囲まれることになるのです。所長って幸せな仕事だと思いませんか？

ストレス解消法を身につける

　人間ですから、ストレスのために自分を落ち着かせられないこともあるでしょう。このことは多少の訓練によっても鍛えることができます。深呼吸をしたり、外の空気を吸ってきたりして、気分転換すると気分が落ち着くこともあります。また、具体的に何がどこまで終わったのかを確認するのもよいですし、スタッフそれぞれの作業の進行具合を聞いて安心できることもあります。いずれにせよ、あわててしまうという自分の特徴に気がつきさえすれば、あとは逆にあわてる場面が多いほど鍛えられ、そのうちタフな心臓に変わっていくに違いありません。

書類の提出はよい営業の機会

　このように苦労をして作成した書類ですから、これらの文書を最大限に活かしましょう。主治医に報告書・計画書を提出するとき、指示書を受け取るときは、ケースの情報交換や新規の依頼を受けるときであり、事業所のPRなどを行うにも、とてもよい機会です。なるべく手渡しできるようにしましょう。

　言うまでもありませんが、信頼を得るためには、書類を提出する際に、内容、誤字脱字のチェックを忘れずに行いましょう。

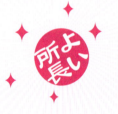

　スタッフにあれこれと矢継ぎ早に注文してしまったものの、所長はその反応にドキッとしました。なぜなら、みんないきなり怖い顔をして所長を見たからです。「ちょっと言い過ぎちゃったかな」と思ってもあとのまつりでした。所長は昔から提出物などは早めに準備できないと不安な性格だったので、この時期はいつも、ついついいらいらしてしまうのです。こうなったら気分転換のために、ちょっとこの場を外そうと考え、外に出てみました。

　自分のあわててしまう性格に情けなさを感じながらも、外に出て深呼吸していると、いくらか落ち着いてきました。「よし、改めてスタッフをほめてあげなくては」と考え直し、事務所のドアの前まで戻ってきました。まずはドアの前でもう一度深呼吸。そしてドアを開け、「さっきはついあわてちゃってごめんさい。あわてないようにしなきゃいけないよね。ほんとに、みんな遅くまでありがとう」と言ってみました。

　所長はそのあとも時々こんな失敗がありましたが「あわてる前に深呼吸をする」という目標をつくったせいか、だんだんと落ち着くことができるようになりました。

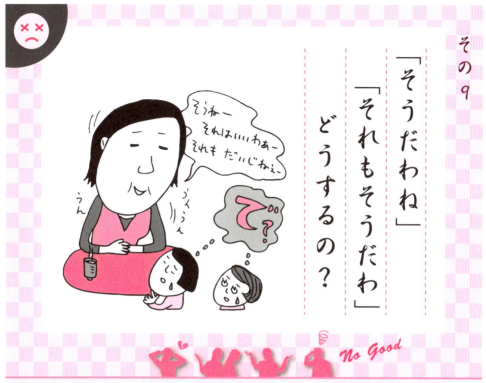

その9 「そうだわね」「それもそうだわ」どうするの?

うちの所長はとても穏やか。何を言ってもたいてい認めてくれます。だけど、どちらかに決めなければならないときは、何だか頼りになりません。

　家族の疲労が議題になった事例のカンファレンスのときでした。スタッフのIさんが、「このままでは家族も倒れてしまうから、訪問介護を入れて、訪問看護の回数も増やさなければいけないと思う」と発言。すると所長は「そうね、そうだわね」と賛同しました。

　また、別のスタッフのJさんが「私は今日訪問したのですが、オムツの交換もしていなくて、これでは利用者さんの状態にも影響するので、早くレスパイトにしたほうがいいと思います」と言うと、所長は「そう、それも大事ね」と発言しました。

　在宅でサービスを増やす案と、レスパイトをする案の2つの意見が活発に出ましたが、結局そのまま時間が経っていき、最後に所長は「では時間になったので、次の訪問で家族と話し合いましょう」とまとめました。

　せっかくカンファレンスを行ったのに、結局はっきりせず、明日訪問するKさんはどうすればよいのか不安です。Iさんは何だか所長が頼りなく感じてしまいました。

行動の分析

☑ 管理(M)

　カンファレンスを「時間になったので」と終わりにしていて、一見すると時間の管理ができているかのように思われます。

　ところが、内容を考えてみると、明日の訪問に結論を先延ばししたにすぎません。そのため、明日訪問する看護師には、とるべき行動がわかっていません。これでは時間や人を管理できているとはいえません。

☑ 対人関係(R)

　所長は、カンファレンスでスタッフが活発に意見を発表できるのはよいことだと思っていました。そのため、今日のカンファレンスに対する所長の満足度は高く、これだけ意見交換をしたのだから、任せておけば大丈夫と思い込んでいたのでした。

　そのうえ、スタッフの自主性を伸ばすには、ほめることが大切だと考えていました。そのため、それぞれが考えた意見なので、Ｉさんも、Ｊさんも、どちらの意見も承認しました。

　確かに、対人関係の視点から考えると、カンファレンスで意見が活発に出ることや、スタッフのよいところをほめることは、推奨すべきこととどらえられるかもしれません。

　しかし、だからといってどの意見でも支持すればよいというものではなく、対立した双方の意見を支持していけば、所長は何を考えているのかわからず、何よりスタッフは判断に困ってしまいます。

　つまり、所長に、一人の看護師としての意見はないかのように映ってしまい、そのためにスタッフが頼りないと感じたのだと分析できます。

☑ 問題解決思考

　所長も利用者家族の介護負担の軽減について考えていたのは事実です。ただ、実際には最近この利用者の訪問はしていませんし、様子がよくわからず、どうしたらよいのか判断が難しいと思っていました。

　それに、スタッフは一人前の看護師なのだから、訪問に行く担当者が主体的に決めることが望ましいと思っていました。

　しかし、結局はこの介護者の負担軽減については具体策が決まらずに終わっています。所長の最後の提案も"いつ、どこで、誰が、何を、どのように"がわかりません。

　そのために、Kさんは明日自分が訪問するときに何をすればよいのかわかりませんから、不安になってしまったのです。

改善方法

一緒に考えることが大事

　このカンファレンスのように対立する2つの意見があり、しかも自分自身は十分判断できないからといって、どちらも尊重して自分の意見を言わないというのでは、所長である前に一人の看護師として頼りにされなくなっても仕方のないことです。

　ただ、事業所が大規模の場合や、出張や休暇などのスケジュールによっては、自分が詳しくは把握していない利用者だっていたり、わからないことだって起こりうるのです。所長はすべて詳細に知っていなければならないわけではなく、この利用者のように自分が情報をよくわかっていないと思うなら、カンファレンス中にそれを質問するのは当然です。自分なりの意見が言えるようになるまで、スタッフから情報収集をすることこそ、看護過程のプロセスだといえます。

　そのうえで自分はこう考えると、一人の看護師として議論に加わることこそ、所長の役割ではないでしょうか。自分からともに考える関係の中に入っていく、こうした所長の姿勢から、一人ひとりの利用者に真摯に向き合う看護が事業所に徹底されるのだと考えます。

プロセスを要約する

　利用者のカンファレンスだけでなく、話し合いの中で意見が対立することはよくあります。このようなとき、双方が互いに主張し合ってもなかなか解決にはつながりません。

　そこで、ある程度意見が出たところで、プロセスを要約するとよいでしょう。たとえば次のようにします。

　「ここで一度整理してみましょう。今までの討議でAとBの2つの案が出ました。Aの案は〜、Bの案では〜ですね」。

　このように要約すると、カンファレンスの参加者全員で改めて討

議内容を共有できます。また、自分と異なる意見を冷静にとらえることもできます。そのうえで、2つの案のメリット・デメリット、あるいは検討するうえで不足している情報などを整理していけると考えます。

議論の最後に「5W1H」

　所長の最後の提案に"いつ、どこで、誰が、何を、どのように"がありませんでした。さらにそれを支える"なぜ"までが。つまり「5W1H」そろってまとめることによって、この事業所の統一した看護判断、看護計画となるのです。事業所内のカンファレンスでも、ケアマネジャーを召集したケアカンファレンスでも、事業所運営の会議でも、みな同じです。

　議論の最後に具体策を「5W1H」でまとめるようにすると、会議の内容が明確に共有できます。個別の事例のカンファレンスであれば、これは修正した看護計画の共有ということになります。このようなカンファレンスをすることによって、看護が常に利用者に合ったものとなり、それがあるからこそ、看護によって利用者の問題が解決し、悪化が回避できたことになるのです。

　この「5W1H」でまとめることを、常に念頭におくようにしてください。忘れそうな人は、どこか自分がよく見える場所に貼っておいてもよいでしょう。

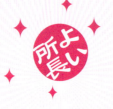

　あのカンファレンスから3日後のこと、その日こ の利用者を訪問したIさんが、再びカンファレンスで、家族の様子があまりに疲れていたし、利用者の仙骨部に表皮剥離ができて、その処置もしていたので、とてもこれからのことを話題にできる状況ではなかったし、また、あのカンファレンスの翌日に訪問したKさんも、自分も切り出せなかったと報告しました。

　所長は「家族の疲労は蓄積しているし、利用者に皮膚障害も出ているから、事態は前回のカンファレンスのときから悪化していると思えるけど、実際にはどうなのだろう」と、思い切って「家族の疲労は、4、5日前よりひどくなっていると思う？」と聞いてみたのです。また、「皮膚障害のケアは家族にできるかしら？」「サービス追加やレスパイトについて、訪問中に家族と話し合える？」とも質問してみました。スタッフの意見は「家族の様子は悪化し、皮膚のケアは難しそうだし、訪問中に話し合いができる状況ではない」ということで一致しました。

　ここで、所長はまた考えて言いました。「だとすると、家族と話し合える方法を考えることが必要なのかしら」。しかし、スタッフはみんなし〜んとしています。きっと自分がそれを実行するのに自信がないと思ったからでしょう。所長は続けて「私久しぶりにその利用者さんのところに連れて行ってもらおうかな。こういうときこそ2人で訪問して、誰かがケアしている間に、私が家族と話せばよいと思って」と話すと、みんなうなずきました。すると所長は今日訪問したIさんに「利用者さんもご家族もどちらも心配なので、今のお気持ちや、これからのことを相談するために、明日は所長と2人で伺いたいと電話して伝えてほしいの。こういうときこそ私たちが相談に乗りましょう」と言いました。

　明日訪問予定が入っていたKさんをはじめ、ほかのスタッフもよい方向に行くかもしれないとほっとしました。それに、所長は普段事務所にばかりいるけれど、「やっぱり利用者さんや家族が大切で、訪問看護を真剣に考えているんだ」と改めて見直しました。

その10 あの人は 所長も言えない 陰のボス

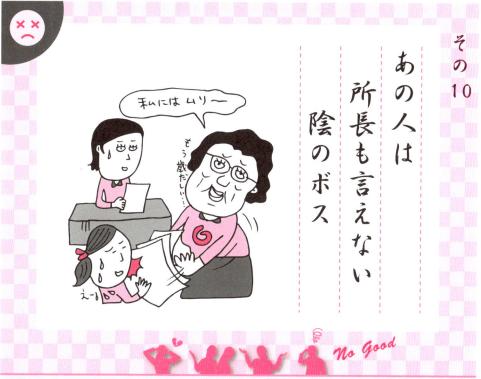

所長より古くからいるLさん。みんなも結構、Lさんの顔色を見ながら仕事しています。訪問先は選ぶし、記録や業務整理などの係の仕事は、若いスタッフに押しつけて自分はあまり仕事をしません。所長も見て見ぬふりのようです。

　所長より古くからこの事業所で働いているLさんがいます。年齢も所長より10歳くらい上だし、確かに訪問看護の経験も一番長いのです。Lさん以外は長くてもここ3、4年に就職した人たちです。ステーションの会議で決まったことも、「前はこんなことやらなかったわよ」と言って実行しません。そのうえ「私は末期はやらないから」「難病は合わないの」などと訪問先もスタッフみんながたいへんそうだと感じる利用者のところには行かず、みんなもそれにはとても不満です。

　所長にも何とかしてほしいと頼んでいるので知っているはずなのですが、所長からLさんに指導することはなさそうです。かといって、スタッフからはとても言えませんし、所長が見て見ぬふりだと、いつまで我慢すればよいのでしょう。

行動の分析

☑ 問題解決思考

　まず、この状況の問題は何だと考えますか。Lさんの行動は確かに事業所にとって適切とはいえません。このようなとき、所長に解決してもらいたいと思うのがスタッフですが、所長だって「Lさんが変わってくれればいいのに」と思っているでしょう。こうして、みんなでLさんの変化を期待してもそう簡単には変わらないはずです。

　では、どうしたらよいのでしょうか？ 結論から言えば、それはまず「自分が変わる」ということです。相手を変えることは実際並大抵のことではありません。しかし、自分さえこうしようと決めて強い意志をもって行動すれば変われるのです。つまり、この事業所の状況を改善するには、所長自身が変わること。これが本当の課題となるのです。

☑ 対人関係（R）

　改めて、Lさんと所長の関係という視点から考えてみましょう。Lさんには昔からここで続けてきたという自負があるでしょうし、新しい方法を取り入れたいとは思っていないでしょう。自分はこのままでよいという自信があるのでしょう。ところが、所長も含めた周りの評価は違います。そう考えると、改善命令を出したい所長と、拒絶したいLさんという関係になっているといえます。

　しかし、視点を変えて、Lさんの行動を裏返してみると、新しいことを取り入れることに不安があるとも考えられ、自信がないLさんがそこにいるのです。そうなると、Lさんと所長との関係は、不安を素直に表せないLさんと、不安の軽減を支援する所長ということになるのではないでしょうか。

☑ 管理(M)

　職場の管理を続けていくときに必要な視点は、スタッフの成長です。なぜなら、何年も利用者に満足してもらえる事業所であり続けるには、変化していく利用者のニーズや社会に対応できるように、よりよく変化し続けなくてはならないからです。このよりよく変化するということは成長にほかなりません。だから、所長はスタッフの成長を促す教育者という自覚をもつ必要があるのです。

　では、Lさんの成長とは具体的にどのようなことと考えられるでしょうか。それは新しいやり方を取り入れることや、末期や難病という回避していた状況に挑戦してみることなどで表されるのでしょう。

　スタッフたちとの調和を乱すLさんの行動変容を期待するよりも、むしろLさんがもっと自信をもてるように成長を促す観点から、所長がかかわることが大切なのです。

☑ 影響力(P)

　Lさんの協調性が十分ではないと思われる行動に所長が何も言わないということは、スタッフにどのような影響があるでしょうか。

　Lさんのように、「周りに遠慮しなくてよい」「自分の好きなように振る舞ってよい」という風潮が職場全体に広がる危険性があります。また、「見て見ぬふりの所長は頼りにならない」といった所長への不信感につながるおそれもあるでしょう。このように考えると、Lさんの課題に所長として当然向き合っていく必要があるのです。

改善方法

 ### Lさんの自信のなさをとらえる

　周囲を攻撃したり、新しいことから逃避するのは自信のなさの表れです。一見強く態度が強硬に見える人は、不安を抱えていることが多いものです。ですから、表面の行動に目を奪われずに、行動の奥にある気持ちに焦点を当てながら、Lさんの行動を観察するとよいでしょう。

　Lさんの不安が強くなるような状況や反応について情報を集めたら、自信がないと思われる事柄を推測します。そして、「これは苦手かな」というものをいくつか挙げてみると、それに対応する方法が次に考えられるのです。

 ### 互いの言いにくさを見つめる

　相手の不安が推測できたら、次に乗り越える課題は所長自身の気持ちです。部下が年上の場合や、自分より経験が長いと、上司自身も年下の部下に比べ、つい身構えてしまいます。また、Lさん側から見ると、年下の上司にいろいろと言われたくないですから、自分の不安や自信のなさを素直に言葉にすることなど、とても受け入れがたいことでしょう。

　つまり、このような関係においては、互いに本音を言葉にすることが難しいのです。多くの上司はこの言いにくさを自覚するところで止まってしまっているのではないでしょうか。「言いにくいから仕方がない」「そのうち話し合おう」と放置してしまうのです。

　この言いにくさをあいまいにせず、所長がしっかりと自覚することができれば次のステップにつながるのです。

「Lさんは……」でなく「私は……」で話し合う

　いざLさんと話し合うときには、どのようなことに気をつけたらよいでしょうか。このようなときによくあるパターンは、所長からの「Lさんは〜ですよね」「Lさんは〜ですか」という言葉の流れです。実はこれはあまり効果的とはいえません。なぜなら、Lさんにとっては所長からの評価や追及に感じられてしまうからです。

　このようなときに求められる対応は、「私は〜でほっとした」「私は〜で嬉しかった」などと、自分の感じた気持ちを述べることです。当然ながら、これは肯定的な感情表現ですから、ここに挙げたように、「嬉しい」「安心した」「ありがたい」などの感情を表す言葉を使うことになるでしょう。これは、所長の自己開示にもなりますから、Lさんの気持ちの窓を開ける効果があります。また、所長が自分を承認したという肯定的な評価として伝わります。そうなると、次に課題を出すときのための受け入れ準備が整っていくのです。

　しかし、Lさんのような人には「私は〜でほっとした」「私は〜で嬉しかった」という場面が残念ながら全くないという所長もいるでしょう。そのときはこれを端的に表した言葉、つまり「ありがとう」と笑顔で名前を呼ぶことで代用するのです。何かの報告や書類提出などのときに、ぜひ笑顔で「○さん、ありがとう」と言ってみてください。

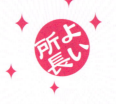

　所長はＬさんの対応に困りながらも何とかしなくてはと悩み続け、スタッフから相談を受けてから１カ月以上も経ってしまいました。その間もＬさんの言動は相変わらずです。そこで、ついに所長は行動を起こし、まずは"Ｌさんありがとうキャンペーン"をすることにしました。

　ちょっとしたことでも「Ｌさん、ありがとう」を意図的にたくさん使いました。最初のうちはＬさんに変化は見られませんでした。所長が「ありがとう」と言っても、いつものように返事はあまりしません。ところが、ずっと続けていると少しずつ変わってきたのです。

　あるとき、所長がケアカンファレンスから戻ると、Ｌさんが不在の間の電話対応について報告をくれました。病院からのもので新規の末期患者の情報でした。報告を受けたあと「ありがとう、Ｌさん」と言うと、Ｌさんは「病院のソーシャルワーカーが慌てていたから、早く電話したほうがいいと思うけど」と付け加えました。所長は「これはチャンス」と思い、「Ｌさん、本当にありがとう。そうやって言ってくれると状況がわかってとても助かるわ。知らなかったら、夕方ゆっくり電話しようかと思っちゃったわ」と、すぐに病院に電話しました。

　確かに、たいへん調整を急ぐ事例でした。電話のあとも「Ｌさんありがとう。Ｌさんの言ったとおりだったわ。病院からも助かったと言われちゃったもの」と報告しました。Ｌさんはその後、少しずつ所長の提案に同意してくれることが増えていきました。ときには所長が忙しそうにしていると、「それ、私連絡しておきましょうか」などと言ってくれるようになっています。まだまだ課題はたくさんあるのも事実ですが、所長はきっとわかりあえる日が来るような手応えを感じました。

第5章
まず自分を知るところから はじめよう！

1 なぜ評価が必要なのか
2 大切なのは「評価する習慣」
3 まずは自分自身を評価してみよう
4 評価のあとが実は大切

1 なぜ評価が必要なのか

1. よい所長の条件とは

　ここまでさまざまな視点から、所長のあり方を検討してきました。そのどれもが、簡単に身につけられることではありません。もしも簡単にできることなら、世の中の所長は、もっと楽しそうに仕事をしているはずですから。

　それでは、よい所長になることは皆さんにとって、とてつもなく難しいことなのでしょうか？　その答えは、「NO」でもあり、「YES」でもあります。

　まず、「NO」の理由を説明しましょう。物事というのはさまざまな要因によって良くも悪くも変化するものです。p.28のマスローの欲求階層モデルにあるように、人は誰でも成長したい、充実した人生を送りたい、周囲から認められたい、という欲求をもっています。その欲求があるかぎり、成長する機会は誰にでもあり、よい方向に変われない人というのは、たぶんとても少ないと筆者は思っています。ただし、その欲求だけでなく、成長には努力が伴います。その努力を惜しまなければ皆さんが今よりももっとよい所長になることは、難しいことではないといえます。

　次に、「YES」の理由です。誰でも成長できると述べたばかりですが、ちっとも変わらない、困った所長がいるのも事実ですね。ではなぜそれを"困った"と感じるのでしょうか。それは、私たちみんながもっている「自分の嫌なところを見たくない」という本質があるからだと思います。言い換えるならば、自分を振り返るよりも他者の弱点を先に指摘したくなる、からなのではないでしょうか。とはいえ、他者の弱点は、どこか自分の弱点に共通しているものです。他人に映し出された自分の弱点さえ見るのが嫌なのですから、あえて自分で自分の弱点を直視するのはなおさら苦痛なものです。しかし、成長には、よいところを伸ばす成長と、弱点を克服する成長の2つがあります。私たちの中には完璧な人などいないのですから、弱点を

克服する成長が絶対に必要になるのです。

　つまり、よい所長になるために必要となる基本的な条件は、自分の弱点を克服してよい所長になろうとする、その意欲があるかどうかということなのです。

2. 誰でも最初は失敗する

　ところで、皆さんは所長として今まで事業を運営してきて、スタッフへの対応について「あれはよくなかった」とか、「ああしなければよかった」と思っている場面はありますか。あるとすれば、それはどのような場面でしょうか。その場面をちょっと思い出して次の表に書き出してみてください。

うまくいかなかった場面

いつ	
どこで	
相手	
起きた事柄	
そのときのあなたの対応	

　私たちは日頃うまくいかなかった場面を、じっくり振り返ることを避けてしまいがちです。その反面、よくできたことや、すごく頑張ったことを振り返るのは大好きです。でもよかったことにこだわっているよりも、p.66に示したノウルズの成人学習理論からも、うまくいかなかった場面を振り返るほうが、ずっと大きく自分を成長させます。つまり、同じ間違いを繰り返さなければ、それが自分の弱点を克服したことになりますね。

　ですから、よい所長になるためには失敗から学ぶことが大切なのです。そして、なぜこの失敗が起きたのだろうと考えることが重要です。さらに、次に同じことを繰り返さないために、自分はどのように行動したらよいかを考えるのです。

それでは、先ほど前頁の表に書き出した「うまくいかなかった場面」について、次の表で分析してみてください。

うまくいかなかった場面の分析

なぜうまくいかなかったのか	
次同じことが起こらないようにするための自分の行動	

一例を以下に示しますが、こうして１つの場面でも、皆さんは自分のうまくいかなかったこと、つまり弱点を振り返り、次に繰り返さないように考えるというプロセスを体験したことになります。

うまくいかなかった場合

いつ	昨日の夕方
どこで	ステーション事務所で
相手	採用６カ月目のスタッフ
起きた事柄	事務所に戻る時間が予定より１時間遅かった。連絡するよう指導したが相手は返事をしなかった。
そのときのあなたの対応	「遅くなるときは連絡してね」と指導した後、自分も会議のためすぐに外出した。

⇒

分析

なぜうまくいかなかったか	相手に遅くなった理由を聞かなかった。
同じことが起こらないようにするための自分の行動	遅かったから心配だったという言葉を先に言う。

これで、自分をよい所長に改造していくための準備運動ができました。ただ、頭では「こうしたらよい」と思っていても、苦手な状況になると、ついついいつもの自分のパターンに陥り失敗を繰り返してしまうことがあります。わかっていてもできないことはたくさんあります。だから、失敗を恐れず、失敗した自分にしっかり向き合っていきましょうね。

3. 評価こそ人を成長させる

　ここまで、自分の弱点をみつめる、失敗を振り返る、などとちょっとつらく苦しい言葉で評価について述べてきたので、もしかすると重く暗い気持ちになっているかもしれません。そこで、もう一度繰り返しておきます。なぜ自分の弱点を振り返るのか？　そう、それはもっとよい所長になるためですね。改めて、1年後には、今よりもっと、スタッフや関係する人々から信頼される自分になっているだろうと想像してみてください。そして、これからの1年で少しでも成長するなら、同じように次の年も、その次の年も、さらに5年後、10年後は、どんなに素晴らしい所長になっているでしょうか。きっと今よりももっと仕事が充実し、大きなやりがいを感じていることと思います。それに、私たちは仕事に携わっている時間はとても長いのです。1日の3分の1は仕事をしているわけですから、その仕事で充実感があれば、きっと生活全般が楽しく満たされるものになると思いますが、皆さんならどのように考えますか？

　さて、それでは、皆さんは、すでに自分をよい所長に改造するための準備ができています。ですから「評価」ということについて、もう少し解説していきましょう。

　評価は、看護過程の中にも位置づけられています。とはいっても、残念なことに看護実践においては、あまり適切に行われていないのではないでしょうか。それはなぜか？　おそらく評価の視点というものがないからだと思います。看護過程では、看護問題を挙げて、それを解決する計画を立案します。そこには、解決のための看護目標が立てられるはずなのですが、おそらく多くの看護計画にその目標が挙げられていないのではないでしょうか。たとえ挙がっていても、「QOLの向上」や「異常の早期発見」などの抽象的な言葉で表現されていることが多いようです。これでは、自分の看護が適切であったのかどうか評価できません。ここに私たちの看護実践がなかなかよくなっていかない理由の一つがあるのだと思います。したがって、看護師自身も利用者の役に立っているのかどうか評価できず、その結果として、看護のやりがいさえも認識できないのではないでしょうか。

　筆者の見解は、少し辛口かもしれませんが、皆さんの実践を否定したいのではなく、評価について再考してほしいと心から願っているだけなのです。それではどのような目標があると、評価が的確にできるのでしょうか？　それは意外に簡単です。そう、できるだけ5W1H［WHO（誰が）　WHERE（どこで）　WHEN（いつまでに）　WHAT（何を）　WHY（何のために）　HOW（どのように）］を入れて目標を表

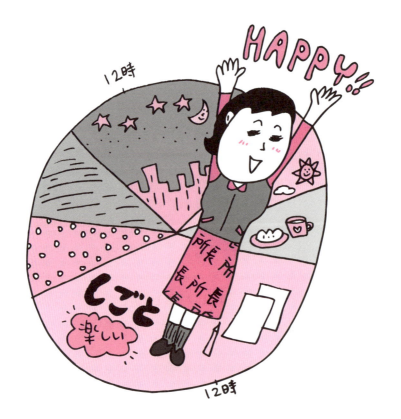

現すればいいのです。

　たとえば、第2章(p.46〜47)で検討した糖尿病のケースについてまた考えてみましょう。疾患や治療についての知識不足を問題に挙げるとしたら、まず「〔この利用者が(WHO)、自宅で(WHERE)〕、1カ月後までに(WHEN)、経口血糖降下薬の内服を中断することの危険について(WHAT)、それが起こらないように(WHY)、自分の言葉で説明ができるようになる(HOW)」などと目標を立てます。これまでの情報では、治療と生活を最も適切なバランスに整えるのはかなり時間がかかりそうですから、まず1カ月目までには、一番達成できそうなことから目標にするのがよい方針といえます。こうして、目標を具体的に記述することにより、1カ月後にその1カ月間の看護の適切さが評価できるのです。

　このように、評価とは、視点を具体的に挙げることによって改善に役立つものとなるのです。利用者も、スタッフも、自分も、事業についても、評価はみな同じです。成長のためには、きちんとした「評価の視点」をつくることが重要です。そして、その同じ視点で継続して評価していくことにより、どんどん改善が進みます。これが所長としての自分であれば、当然ですが、きっと1年後には弱点のいくつかが

減っているに違いありませんよ。

4. 自己評価は成長へのスイッチ

　さて、評価が皆さんの充実した将来のためのものだとわかっていただけましたか。それでは、評価についてさらに詳しく述べていきましょう。

　まず、評価には、自分で自分を評価する方法と他者に自分を評価してもらう方法があります。自分で自分を評価する自己評価はいわば成長へのスイッチであり、これをまずしっかり行うことが重要ですが、ときに思い込みになることがあります。そのときには他者から自分を評価してもらうことが必要になりますね。たとえば、今日の自分はとてもきまっていると思っていても、出かける前に母親に顔に汚れがついているのを指摘されて慌てた、ということはありませんか。このように、評価には2つの方法があるのです。

　次に、成長のための評価には、同じ評価の方法で継続してみていくこと（前項に述べた「評価の視点」）が必要です。たとえば皆さんは自分が太っているか痩せているかをどう評価しているでしょうか。たぶん自宅の体重計で、だいたいいつも同じような状況で測っていると思いますが、だからこそ、先週より1キロ痩せたなどとわかるわけです。これを、仮にスカートのウエストのきつさで測ったとしたらどうでしょう？　ワンサイズ大きいスカートを買ってしまえば、きつさがなくなり、いつの間にか5キロも太ってしまった、なんて恐ろしいことも起こってしまいます。

　後述しますが、本章には、「自己評価表」のほかに、「他者評価表」（ここでは他者からの評価、つまり皆さんに対するスタッフからの評価に使うもの）があります。そして、そのどちらも継続的に活用してほしいと思います。多少面倒な気持ちになるかもしれませんが、どちらも続けて評価することが重要なのです。

5. スタッフからの評価が栄養源

　評価をはじめたら、それが自己満足にならないようにスタッフからの評価も始めましょう。これは、スタッフに依頼して評価してもらうものです。できれば看護のスタッフ全員に、それが難しいのであれば何かの条件を決めて選んだスタッフに依頼してください。他者からの評価を受けるのは、厳しくつらいものであることが多いものです。ですから、皆さんにとってはとても嫌なことだろうと思います。自分

自身は「私って若く見られるのよ」と思っていても、鏡に映して自分を客観的に見るとシミや肌のくすみがあることを認めざるを得ませんからね。

　それでも、スタッフからの評価というのは、本当は皆さんにとってものすごく勇気づけられることなのだということを理解してほしいのです。所長として頑張っていけるパワーの源であり、同時に栄養源であるのがスタッフからの評価だと筆者は思っています。なぜなら、私たちは年齢や職位が少しずつ上がっていくとともに、上司や先輩は少なくなっていきます。しかも、だんだんと評価が厳しくなって数字を求められるようになり、そのうえなかなか簡単にほめてはもらえなくなります。そんなとき、「統括所長が何と言おうと、私たちは所長を頼りにしています」と言ってくれるスタッフがいたら、どんなに勇気づけられるでしょうか。「私も所長みたいな訪問看護師になりたい」なんて言われたら、もうどんなことでも頑張っちゃう！と思いませんか。ですから、スタッフからの評価はとても大切なのです。ぜひ思い切って実行してみてください。

　なお、それを実際に行う方法については次項以降で詳しく説明しますが、なるべくならスタッフ全員に加わってもらいたいのです。もしそれが無理なら、スタッフを選ぶときに気をつけてほしいことがあります。自分の気が合う人といった条件ではなく、「客観的な選択基準」にしてください。たとえば、「就職後3カ月以上経ったスタッフを五十音順に並べて偶数番目の人が推薦する人」というようにすれば、自分の好みとは関係なく、選ぶことになるでしょう。「推薦する人」とした理由は、「私が回答したことがわかるのであれば、本心では答えられない」ということが起こらないようにするためです。

　以上のことを踏まえて、具体的に評価を行ってみてほしいと思います。

2 大切なのは「評価する習慣」

1. 評価表の活用にあたって

　本書は所長が改めて自分を知り、自ら成長すること、その上でスタッフの育成が行えることをねらいとしています。ここでは、所長が自らを評価する「自己評価表」とスタッフに評価してもらう「他者評価表」の活用方法について述べていきたいと思います。

　これらの評価表を活用してほしいのは、第一にはもちろん訪問看護ステーションの所長さんですが、訪問看護を実施している病院の訪問看護室や診療所の師長さんにもあてはまるものだと思っています。また、看護師の集団の管理者という共通点を考えれば、病棟師長さんも活用できるのではないでしょうか。その場合、所長を師長に、また利用者を患者と読み替えて使うことができるでしょう。

　前述のように、筆者は訪問看護ステーションの所長を経て、病棟師長も経験しましたが、看護管理という点ではほとんど違いはないと感じました。訪問看護ステーション時代に培った管理の方法を病棟ですぐに活用することができましたから、病棟師長の皆さんもぜひこの評価表を用いてみてください。

2. 評価を行う期間は？

　ここで示す評価表（p.140～141、145）は原則として、初回、1カ月後、それ以降は3カ月ごとに、1年後まで計6回の評価を行うことを想定しています。それは、評価そのものを習慣にするためで、3カ月ごとの評価であれば、あまり負担もなく、そうかといって間隔が空きすぎて忘れることもなく、続けることができるのではないかと考えたからです。そして、3カ月ごとに評価したら、小さなことでも変化した

自分をほめることが、継続する力になるでしょう。

　こうして1年間継続して行えば、評価する習慣がいくらか身についてくるのではないでしょうか。成長のあゆみを止めないように、評価は繰り返して行ったほうがよいでしょう。その後もぜひ続けていってください。

3. 成長に必要なのは「評価する習慣」

　何度も繰り返しますが、必要なのは「評価する習慣」です。ですから、1回の評価で「私ってこんな傾向があるのね」ということで終わりにしてはいけません。それでは成長は望めないでしょう。これは、軽いノリの占いや心理テストではありませんから。

　また、ただ思い出したように時々自己評価表をつける、というのも違いますね。時々気まぐれに行うことを習慣とは言いません。評価して、そのままやりっぱなしでは成長はしないのです。評価したうえで、次の評価日まで自分の成長の目標を立てるから、変化が起きるのです。そう、この目標を立てるということも大事なのです。ですから、使い方を間違えずに、どうぞ「評価する習慣」を、言い方を変えれば

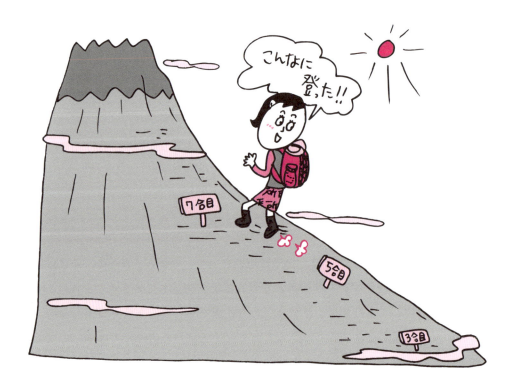

「目標と照らし合わせる習慣」を、ぜひ身につけてほしいのです。

　ところで、皆さんは将来どんなナースになりたいと思っていますか。利用者200人を有する機能強化型訪問看護ステーションの所長さんですか？　いやいや、利用者はさほど増えなくてよいから、訪問介護や看多機、療養通所介護など多角的な事業所にしたいですか？　それとも、ある程度事業が安定したら、別の組織に移ってそこでまたゼロから立ち上げることに挑戦しますか？

　おそらく皆さんは「そんなこと考えていないよ」とつぶやいているのではないでしょうか。それは無理もないことですし、あなたが弱気ということでもありません。なぜなら、私たちは管理職になろうとして経験年数を重ねてきていないからなのです。だから、所長や師長のさらにその先に、どんな自分があるのかを想像するのはたいへん難しいことなのです。そして、実際にそのような人が身近にいないことが多いのです。

　でも、もう一度お聞きします。数年後、あるいは十数年後、あなたはどんなナースになっていたいですか？　事業が大きくならなくても、職位が高くならなくても、部下や後輩たちに信頼される所長・師長でいること、それも素晴らしい目標です。だから繰り返しになりますが、もう一度尋ねます。数年後、あるいは十数年後の皆さんは、どのような自分になっているでしょうか。ここまで来て、それでもわからないという人は、まずここで示す評価表を活用して、評価を行って次の目標を立てるというサイクルを学習しましょう。そのうち、目標の立て方も上手になります。

　それでは、お待たせしました！　成長のスイッチをまさに押す瞬間が近づいてきました。次項から評価表を使った具体的な評価の方法を説明しましょう。

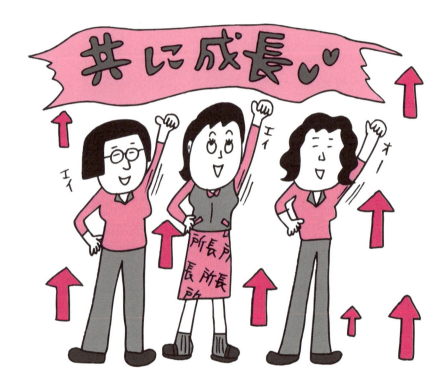

3 まずは自分自身を評価してみよう

1. 自己評価表への記入

　まず次頁からの「自己評価表」を見てください。設問は1回につき40項目あります。評価は「1日の流れ」「事業運営」「学習と教育」「看護実践」「自分自身のあり方」という5つのカテゴリーに分かれています。一つひとつの設問については、「あてはまる」(3点)から「あてはまらない」(0点)までの4段階で評価します。そして、考えや気持ちではなく、実際の行動がどうであるかという質問になっています。ですから、あまり時間をかけずに記入ができると思います。そして、記入欄は5列になっていますので、各列の空欄(色がついていない欄)に点数を記入してください。なぜ5列に分かれているのか、どのような意味があるのかなど疑問でしょうが、後の項で説明しますので、まずはこの評価表に記入してみてください。

2. 自己評価表の集計

　各設問に対する評点の記入が終わったら、最後の合計欄に、1列ごとの合計点を記入してください。その際に気をつけてほしいのはS、Mの2列については「合計点を2倍する」ということです。これはS、Mの評価欄がR、P、Nの10項目に対して、半分の5項目しかないため、2倍して均一化を図るという意味です。

　さあ、それぞれ何点取れるでしょうか。また、列ごとにどんな点数のばらつきになるでしょうか。列ごとの点数をp.150〜151の「成長の記録」にあるレーダーチャートに転記してみてください。さて、どのような形になるでしょうか。

自己評価表

年　　月　　日

各設問について、以下の〈評価基準〉にしたがって、「評価」欄の空欄に点数を記入してください。
色つきの欄には、何も記入しないでください。　注）S列、M列の合計点は2倍にしてください。

〈評価基準〉あてはまる：3点／ややあてはまる：2点／あまりあてはまらない：1点／あてはまらない：0点

	行動	評価				
		R	P	S	N	M
	1日の流れ					
1	出勤する順番はスタッフの中で早いほうである					
2	朝出勤したら、自らスタッフに「おはよう」と声をかけている					
3	スタッフの体調や変化（ヘアスタイル・ファッションなども含む）に気づいて声をかけている					
4	スタッフが訪問に出かけるときに声をかけている（例：「いってらっしゃい」「気をつけて」など）					
5	スタッフが訪問から帰ってきたときに声をかけている（例：「お帰りなさい」「ありがとう」など）					
6	電話や来訪者の応対など、接遇についてスタッフへの指導を行っている					
7	他事業所や医療機関と自ら積極的に連絡を取っている					
8	コミュニケーションの困難な関係者等への電話・訪問をスタッフから依頼される					
9	スタッフから「所長が交渉したからうまくいった」と言われる					
10	スタッフから公私に限らず相談をもちかけられる					
11	自分自身の仕事よりも、スタッフに関する仕事を優先して処理している					
	事業運営					
12	事業所の理念をスタッフ全員が見えるよう掲示している					
13	事業所としての当年の目標をスタッフ全員が見えるよう掲示している					
14	事業所としての当年の目標には、具体的数値が入っているものが複数ある（例：件数、利用者数など）					
15	所長をはじめ全スタッフの業務分担を文章化してある					
16	事業所のスタッフ教育に関する体制・分担などが文章化してある					
17	事業所の規程やマニュアルなどが誰にでもわかるように整理されている					
18	事業所として決定すべきときは、最終的には自分自身の責任で決めている					
19	スタッフ個々の就労に関する満足度、課題、目標などについて、定期的に話し合っている					
20	提供する看護の質を高めるために行ってきた教育・指導、業務整理、環境整備などを説明できる					
小計						

行動		評価				
		R	P	S	N	M
	学習と教育					
21	自分のキャリア形成過程を肯定的に説明できる					
22	自分の前年までの課題をスタッフに説明している					
23	課題を踏まえた自己の当年の目標をスタッフに説明している					
24	自分の目標達成のために具体的行動（例：研修や資格取得など）を計画している					
25	スタッフの成長のための課題を個別に挙げられる					
26	スタッフの成長のための助言を個別に行っている					
27	スタッフ育成のための今後の課題を説明できる					
28	スタッフへの指導が自分の成長につながったことを述べられる					
	看護実践					
29	個別の利用者の情報収集に助言している（例：「家族の意見を聞いてきてね」「筋力の左右差を見るといいよ」など）					
30	個別の利用者の看護問題の分析に参加し助言している（例：「不安以外の問題も考えてみようよ」「それを家族の問題としてはどうとらえるの」など）					
31	個別の利用者の看護計画の立案に参加し助言している（例：「それなら右から介助してはどうかな」「パンフレットで説明するという計画はいいですね」など）					
32	個別の利用者への看護実践が優れていることをスタッフまたは利用者から言われる					
33	個別の利用者への看護実践の評価・助言のために、スタッフとの同行訪問を計画的に行っている					
34	個別の利用者への看護実践の評価に参加し助言している（例：「食事摂取の変化をどう評価しようか」「家族の言葉から受容してきていると考えてもいいよね」など）					
35	利用者とのコミュニケーション場面について助言をしている					
36	自分が実践したい看護をスタッフに語っている					
	自分自身のあり方					
37	体調を崩すことが少なく、割合元気なほうである					
38	気分が沈むことが少なく、いつも平常心を保っている					
39	人の好き嫌いがあっても、あまり仕事に影響しないほうだ					
40	自分は誰かの役に立つ存在だと思っている					
小計						
					(×2)	(×2)
合計						

〈次回までの目標〉

3. 自己評価表の分析

(1) コンピテンシーという考え方

　実はこの評価表はコンピテンシーという考え方をもとに作成されています。コンピテンシーというのは、優良者の行動特性と表されるもので、アメリカの航空会社の試みから発展してきたものです。その会社では、学歴や経験が優れているように見えても、必ずしも優良な職員ではありませんでした。一方で、たいへん優秀な職員の特徴を何人か集めてみると、共通点があったそうです。この共通点こそが、コンピテンシーと呼ばれるもので、一般企業のほか、病院の看護管理などでも使われるようになりました。

　この考え方は、何人もの専門家が本に書いています。その中でコンピテンシーは何種類もあり、その業種やその部門に合ったものをつくるのには、いくつかの手順が必要といわれています。しかし、そのような難しい手順を踏むよりも、筆者はよりよい所長が、少しでも早く、1人でも多く、増えることを期待して、この考え方をごく簡単なものにして、本書で用いています。

　ただし、これはあくまでも筆者が独自に考えたものなので、うまく当てはまらないこともあるかもしれません。自らの振り返りと成長の一つの目安としてご活用ください。

(2) 5列の意味

　R(Relation)：対人関係　　この列では、対人関係の能力を評価します。対人関係を円滑にしていく能力は、私たち看護職にはいうまでもなく重要です。所長とスタッフという関係だけではなく、所長は一人の看護師として利用者や家族とよい関係をつくれなければなりませんし、医師やケアマネジャーともよい関係が基盤となって連携が図れるのです。

　P(Power)：影響力　　この列では、よい影響を与える力を評価します。この影響力とは、周囲によい影響を与える力です。事業責任者である以上、組織をまとめなければなりませんし、目標に向かって推進しなければその事業はよくなっていきません。後輩やスタッフによい影響を与えられる人だからこそスタッフに信頼され、信頼されるから組織に一体感が生まれるのです。

　S(Self-control)：自己統制　　この列では自己統制を評価します。自己統制は今さらいうまでもありませんが、「上司」「事業責任者」「看護師」いずれであっても必

第5章　まず自分を知るところからはじめよう！

要とされる力です。そこで起きたことに動揺したり、その結果、感情や行動を一定の範囲に収められないと、周囲は皆さんのことを頼りにならないと考えるでしょう。そればかりか、そのストレスを八つ当たり（攻撃）や黙り込む（抑圧）といった適応機制で対処すると、スタッフはとても不愉快な気分になるものです。

N（Nursing）：看護（問題解決思考）　この項目は看護師としての判断力、分析力を問い、問題解決力を評価しています。所長は看護を提供する組織の責任者なのですから、看護の力が優れていてほしいものです。たとえ実践する時間が少なくなったとはいえ、看護過程について助言し、実際のケアの方法を一緒に考えることが必要です。確かに訪問看護はその対象者が幅広いことから、「小児は経験がない」「精神は苦手」「ストマケアは経験が少ない」など、多少の不得意な領域があるのは致し方ないことです。しかし、看護を一緒に考え、よりよいケアを追究する姿勢は、スタッフのモデルとならなければなりません。

ただし、看護師としての力を構成しているのは、現状を分析し、解決していく、問題解決能力です。つまり、看護過程は問題解決過程ですから。そこで本書では、看護師として問題を解決していく力があれば、職場の問題を解決していく力もあると考えたのです。

M（Management）：管理　普段の行動として管理を評価していたのがこの項目です。所長にとって管理は当然重要です。ただ、看護管理についてはほかにも文

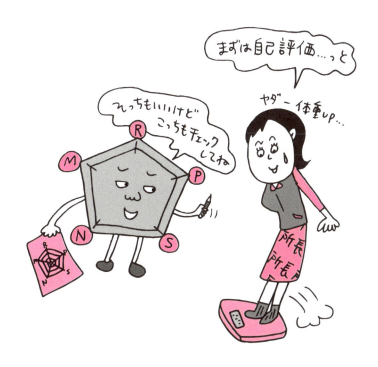

3　まずは自分自身を評価してみよう

献や研修がたくさんありますね。都道府県では、病院の看護管理者を主な対象とした「ファーストレベル」「セカンドレベル」の研修を行っていますし、関連団体では、訪問看護管理者のための研修を行っています。しかし、職場外の研修では、学んだことを本当に行っているかという評価はできません。

　本評価表では、以上に述べた、「対人関係」「影響力」「自己統制」「看護」「管理」の5つから自分を評価できるように考えました。さて、皆さんの得点の高いところはどこでしょうか？　そして、皆さんの得点の低いところはどの領域でしょうか？　誰だって、得手不得手はあります。だからこそ、苦手なところを改善し、得意なところを伸ばすことを、継続的に実行していきましょう。

4．他者評価表の協力依頼

　本書では「自分に対する他者(スタッフ)からの評価」を「他者評価」とします。次頁に示すような「他者評価表」を配布し、協力依頼をしましょう。同時に、回収方法も説明してください(たとえば「スタッフからの評価を大切にしたいので、アンケートにご協力ください。記入したら〇日までに、この袋に入れておいてください」など)。

　なぜスタッフにも協力してもらうのだと思いますか？　それは、スタッフは皆さんの鏡であり、皆さんが自分自身では見えないところを見ているからです。行っているつもり、伝えているつもりが、そうではないことも多いのです。だから、勇気は必要ですが、スタッフに自分を評価してもらうことは大切なのです。

　なお、他者評価表を回収したら、協力してくれたスタッフに、まず「協力してくれてありがとう」とはっきり述べてください。皆さんの成長のために協力してくれたのですから、感謝しなくてはなりません。

　ところで、他者評価表は、項目数は少ないものの、自己評価用のものとほとんど同じ質問項目がありますね。この項目同士を比較してみましょう。そして、他者評価用のレーダーチャート(p.150～151「成長の記録」)にスタッフからの評価の平均点を転記しましょう。それによって、自己評価と他者評価のずれを発見することができます。当然私たちはそれぞれ違う人間ですから、多少のずれは起こりますが、あまりに差が大きいときは、分析が必要です。自己評価が高いと自分の成長にはつながりませんし、自己評価が低いと自分の成長が認められず、いつまでも満足感が得られないからです。

第5章　まず自分を知るところからはじめよう！

他者評価表

　　　　　　　　　　　　　　　　　　　　　年　　　月　　　日

あなたの所長に対する各設問について、以下の＜評価基準＞にしたがって、「評価」欄の空欄に点数を記入してください。色つきの欄には、何も記入しないでください。

＜評価基準＞あてはまる：3点／ややあてはまる：2点／あまりあてはまらない：1点／あてはまらない：0点

行動		評価				
		R	P	S	N	M
1	朝出勤すると、所長のほうから先に「おはよう」と声をかけてくれる					
2	所長が交渉したために、うまくいくことがよくある					
3	事業所の理念がスタッフ全員に見えるよう掲示してある					
4	事業所としての当年の目標に、具体的数値が入っているものが複数ある (例：件数、利用者数など)					
5	自分の課題や目標について、所長は話し合ってくれる					
6	所長は個別の利用者の看護問題の分析に参加し助言してくれる (例：「不安以外の問題も考えてみようよ」「それを家族の問題としてはどうとらえるの」など)					
7	ほかのスタッフや利用者から、所長の看護実践が優れていると言われる					
8	個別の利用者の看護実践の評価・助言のために、所長は同行訪問を計画的に行ってくれる (例：「今度一緒に訪問してみようか」「2人で見て考えましょう」など)					
9	所長が体調がよくないことを話している場面はあまり見ない (例：頭痛、腰痛、疲れなど)					
10	所長は気分の浮き沈みが少なく、だいたい同じように振舞っている					
合計						

4 評価のあとが実は大切

1. 判定はどうかな？

　自己評価と他者評価という2つの評価方法を見てきて、どのような感想をもったでしょうか。ホッとした人も、がっかりした人もいるでしょう。「なるほど……」「そうかも」などといったある程度予測の範囲内の評価だったでしょうか。それとも、「何これ？」「ひどい……、みんなちっともわかってくれていない」などといった、自分の予測をはるかに下回るものだったでしょうか。自分の予測とあまりずれていない場合はよいのですが、もしとてもずれていたとしたら、まず自分の感情を吐き出すことから始めなくてはならないかもしれません。

　つまり、どの人にとっても大切なのは、ここから先なのです。ここで、驚いたり、がっかりした人は、自分の感想を書き出すとよいでしょう。書くことにより、自分の気持ちが整理でき、客観的に見つめることができます。誰かに提出しなくてはならない報告書ではないのですから、日記のように書いてみてはいかがでしょうか。患者さんも同じですが、自分にあまり望ましくない事態が起きたとき、最初は情動コーピングが必要です。しかし、このようなことは、スタッフやほかのステーションの所長に愚痴をこぼせるわけでもありません。ですから、せめて目の前の紙やパソコンの画面に、自分の気持ちを聞いてもらうのです。

　さあ、自分の気持ちと評価をそろそろ受け入れようという気持ちになってきましたか？　それでは、次にすることは何でしょうか？　それは、実際に何か行動を起こすということです。ただ、やみくもに行動を起こしても効率的ではありませんし、それがよかったのかどうかという次の評価ができません。ですから、小さな、しかし評価ができる目標を立てること、つまり改善のための目標設定と行動計画の立案が次のステップになります。

2. 目標を決める

　それでは、ここから改めて目標を決めましょう。目標は具体的に、5W1Hをなるべく使って記述します。そして、もうひとつ目標を決めるコツは、達成できそうな簡単なものから立てることです。

　本章の1.でも述べたように、弱点があるからこそ成長していくのですが、具体的な目標を立てるときは、その中でも簡単に変えられそうなものから始めるとよいでしょう。これは、子育てでよくいわれる「ほめて伸ばす」ということにも通じると思います。私たちはついできていないところに目が行ってしまいがちですが、自分のよくできているところをまず認め、そこを伸ばし、それから苦手なことに着手するということでもよいのです。

　つまり、評価表でも比較的よい点を取れているところを認め、そこからはじめるというのがコツだといえるでしょう。簡単に克服できそうなものなら、次の評価日にはすでに変化が表れているはずです。短い期間によい変化が現れれば努力の成果がわかりやすく、それが継続する動機づけになるでしょう。そうやって達成できそうな小さな目標を積み重ねることによって、いつの間にかたくさんの課題を克服できるようになるのです。これはまさにp.136に示したイラストのように、一歩一歩登っていたら、とうとう頂上に着く登山と同じことです。

　さあ、それではどのように目標を決めましょうか？　それは評価表を見直すことによって導き出せるのです。自己評価表をもう一度見てみてください。他者評価表を実施した場合は、それとも比べてみてください。そして、その中から自分自身で「これなら次回評価日は点数を上げられそう」という項目を1つ選んでください。それを次回までの目標にしましょう。

3. 具体的な行動計画

　自己評価表の中から、最初の目標にする設問を選べましたか。そうしたら、ここでそれを5W1Hに書き換えます。

　まず、WHO（誰が）はいうまでもなく「私」です。次にWHEN（いつまでに）は「次回評価日」です。自分で決めてもよいのですが、本書では1カ月後に設定しています。1カ月後に設定したのは早く楽しい変化を実感するためです。それから、WHERE

（どこで）はおそらく「職場で」となるでしょう。WHAT（何を）とHOW（どのように）は、先ほど選んだ設問の文章を参考にしてください。ただ、ここで大切なのは、評価しやすい数値などを入れておくことです。ここでも、なるべく達成できるように目標を低めに設定します。具体的には、毎日できたらよいと思うことは2日に1回にし、全員にしたらよいと思うことは半分以上の人に、などとします。そして、最後のWHY（なぜ）は、たとえば「自分がよい所長に成長したいから」というのでもよいでしょう。

　それでは、目標を以下の表に当てはめて文章化してみましょう。

WHO（誰が）	私は
WHEN（いつまでに）	（　　　　）月（　　　　）日までに
WHERE（どこで）	職場で
WHAT（何を）	（　　　　　　　　　　　　　）を
HOW（どのように）	（　　　　　　　　　　　　　）にします
WHY（なぜ）	それは（　　　　　　　　　　　　　）です

例
・私は
・10月31日までに
・職場で
・スタッフのよいところを
・1人につき1つ以上ほめるようにします
・それは承認のニードに応えるためです

　目標が書けたら、自己評価表の最後の〈次回までの目標〉欄にも記載しておきましょう。これで、目標が具体的な行動目標として表現できました。あとは、1カ月後を楽しみにしましょう。

　ところで、目標はこれだけでよいのかと疑問に思っている人がいるのではないでしょうか。そう、初めは1つでいいのです。でも、しっかりこれを続けてください。こうして評価して、次の目標を立て、実行し、また評価して、という習慣がつけば、一時期に複数の目標を立てて実行していくことも簡単になっていくでしょう。でも、まずは1つから。これも自分を高めていくためのコツなのです。

4. 1カ月後、そして次の評価日へ

　目標を立てて1カ月経ったら、もう一度自己評価表で上記のことを繰り返してください。そして、初回の自己評価表と比べてみましょう。そのときに、見ていただ

きたいことは次の事柄です。変わったところがあるかどうか、あるなら点数が上がったところ、また反対に下がったところはどこかというところです。

　目標としていた項目の点数が上がった人へ　その項目が上がったら、それは皆さんの努力の成果です。1カ月の取り組みについて、ここでしっかり自分自身をほめてあげましょう。「こんなちょっとしかよくならなかった」などと、そんなふうに考えてはいけません。少しでもよくなったのなら、自分の努力とその結果を結びつけてください。もしも1カ月前に、目標を決めて「1カ月実行しよう」と皆さんが思わなかったなら、その変化はなかったのですから。

　目標としていた項目の点数が上がらなかった人へ　少し辛口かもしれませんが、確かに今回の目標設定と改善計画は今の時点では失敗に見えるでしょう。しかし、この失敗には、とても、とても意味があります。それは、失敗することによって、成長するポイントが明確になるからです。苦手は成長へのエネルギーです！

　ここからは、この点数がよくならなかったという問題の分析をしましょう。目標は、簡単そうなものを選びましたか？　そして5W1Hで記入していましたか？　それを1カ月間続けようと思い、実際に行動を起こしましたか？　これらの質問に、もし「はい」と答えられないなら、そこを見直してみましょう。そして、ここからもう1カ月続けてみましょう。次こそは、きっとよい変化が起きると思います。うまくいかなかったという体験が、分析を生み、次の成功を引き寄せるのです。

＊

　それでは、1カ月後再び「自己評価表」で評価を行ってください。その後は3カ月後、6カ月後、9カ月後、1年後と評価、目標設定（計画）、実行、再評価の繰り返しです。皆さんは1年後、どのように成長しているでしょうか？　1年経ったら、初回の自己評価表と比べてみてください。きっと、きっと、たくさんの項目で点数が上がっていることでしょう。それは皆さんが所長として成長した証（あかし）です。そして、それを次頁からレーダーチャート化して、「成長の記録」として残してください。

　なお、できれば初回同様、1年後の評価時にもぜひ他者評価表（p.145）も併せて協力してもらいましょう。おそらく1年後には、スタッフからの評価も変わっているのではないでしょうか。そのとき一緒に、スタッフの一人ひとりについても細かく観察してみてください。きっと皆さんだけではなく、スタッフにも成長の跡がみられるのではないでしょうか。それが、「共に育つ」ということなのです。

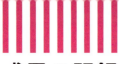

成長の記録

初回

年　　月　　日　　　　　　　　年　　月　　日

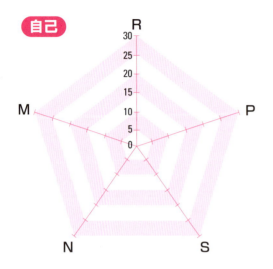
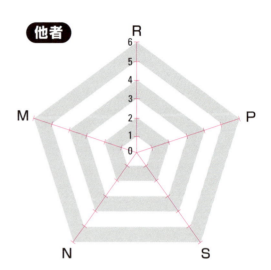

2回目（1カ月後）

年　　月　　日

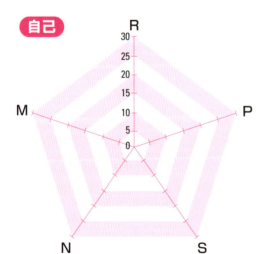

3回目（3カ月後）

年　　月　　日

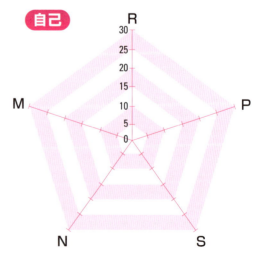

4回目（6カ月後）

_____　　年　　月　　日

自己

（レーダーチャート：R, P, S, N, M　目盛 0–30）

5回目（9カ月後）

_____　　年　　月　　日

自己

（レーダーチャート：R, P, S, N, M　目盛 0–30）

6回目（1年後）

_____　　年　　月　　日　　　　　　　　年　　月　　日

自己

（レーダーチャート：R, P, S, N, M　目盛 0–30）

他者

（レーダーチャート：R, P, S, N, M　目盛 0–6）

成長の記録

あ と が き

　本書は、2008年に出版した『訪問看護は"所長"で決まる！』を改編し、特に人材育成の内容を大幅に加筆してリニューアルしました。本書で随所に述べているように、筆者はスタッフを育てることが非常に重要だと考えています。訪問看護を発展させている所長さんたちの話を聞いても、その考え方は一致しています。

　しかし、いざ本にまとめるとなると、容易なことではありませんでした。そのようなとき、筆者のもとにいるスタッフたちがどんどん成長していく姿や、全国の所長さんたちがスタッフを育てている実績を改めて振り返ると、やはりこのことをもっとたくさんのひとに伝えたいという思いがとても強くなりました。ですから、筆者の周りのスタッフたちや全国で活躍している所長さんたちがいてくれたからこそ、書き続けることが出来たのだと思います。

　とはいえ、編集を担当してくださった日本看護協会出版会の後藤英次さんがいなければ出来上がらなかったでしょう。怠け者の筆者を励まして、よりよい本にするために的確な助言をくださいました。さらに、イラストレーターの斎藤ひろこさんが文章では伝え切れないことをイメージどおりの楽しいイラストに描いてくださいました。きっと読者の方々にも「これならぜひやってみよう！」と共感いただけるのではないでしょうか。お二人にとてもとても感謝しています。

　さて、本をつくるのも、よりよい看護を提供する職場をつくるのも、そこにかかわるひとどうしのつながりがいかに重要か、今回の執筆を通して改めて感じました。ひとがつながれば、安心が満たされ、だからこそもっとがんばろうという気持ちが湧いてきます。そのような希望に満ちた訪問看護ステーションが増えていくことに、本書が少しでもお役に立てれば嬉しく思います。

　看護は幸せを作る素敵な仕事です。
　利用者さん、スタッフの皆さんの幸せを願いつつ、最後に、おまけですが……
　困ったり辛くなったら、隣のページに手を重ねてみてください。
　少し元気になれるかも。

2016年10月

角 田 直 枝

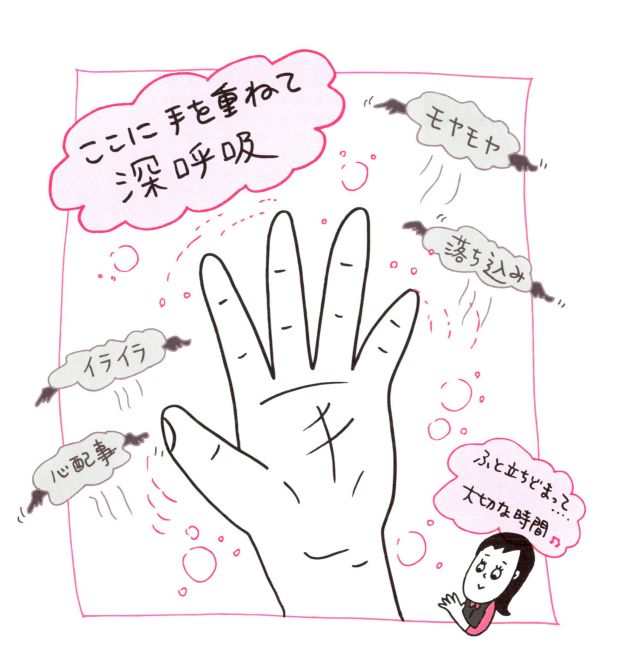

著者紹介

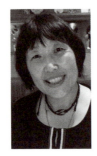

角田直枝 [Kakuta Naoe]
茨城県立中央病院・茨城県地域がんセンター
看護局長／がん看護専門看護師

1987年筑波メディカルセンター病院に入職後、訪問看護ステーションいしげ管理者を務め、2002年筑波メディカルセンター病院副看護部長に就任。2005年より日本訪問看護財団認定看護師教育課程訪問看護学科主任教員、同事業部長を歴任。2010年より現職。

訪問看護師は"所長"で育つ！

2016年11月20日　第1版第1刷発行　　　　　　　　　　〈検印省略〉

著　者	角田直枝
発　行	株式会社 日本看護協会出版会

〒150-0001　東京都渋谷区神宮前5-8-2　日本看護協会ビル4階
〈注文・問合せ／書店窓口〉TEL/0436-23-3271　FAX/0436-23-3272
〈編集〉TEL/03-5319-7171
http://www.jnapc.co.jp

装丁・本文デザイン　paper stone
本文・表紙イラスト　斎藤ひろこ（ヒロヒロスタジオ）
印　刷　三報社印刷株式会社

●本書の一部または全部を許可なく複写・複製することは著作権・出版権の侵害になりますのでご注意ください。

© 2016　Printed in Japan　　　　　　　　　　ISBN 978-4-8180-1994-2